QUELLEN UND FORSCHUNGEN

ZUR

SPRACH- UND CULTURGESCHICHTE

DER

GERMANISCHEN VÖLKER.

HERAUSGEGEBEN

VON

ALOIS BRANDL, ERNST MARTIN, ERICH SCHMIDT.

XCII.

BEITRÄGE ZUR KENNTNIS DES TEUERDANK.

STRASSBURG.
KARL J. TRÜBNER.
1902.

BEITRÄGE

ZUR

KENNTNIS DES TEUERDANK

VON

OTTO BÜRGER.

„Wer ihn lieb gewinnen will, muss ihn bei diesen Beschäftigungen, für welche er Zeit und Laune einem aufregenden Geschäftsleben abringen musste, aufsuchen.“

Ulmann, Kaiser Maximilian I., II S. 731.

STRASSBURG.
KARL J. TRÜBNER.
1902.

M. DuMont-Schauberg, Strassburg.

MEINEN ELTERN.

VORWORT.

Die vorliegende Abhandlung ist auf Anregung des Herrn Geh. Hofrat Prof. Dr. Behaghel entstanden.

Sie hat es sich vornehmlich zur Aufgabe gemacht Laschitzers eingehende Arbeit (Bd. 8 des Jahrbuchs der kunsthistorischen Sammlungen des ah. Kaiserhauses) nach der litterarhistorischen und — soweit es möglich war — nach der historischen Seite hin zu ergänzen. Soweit es möglich war, denn eine abschliessende Untersuchung der Neidelhartabenteuer wenigstens wird sich erst dann vornehmen lassen, wenn die wichtigste Handschrift des Weisskunig, Cod. ms. 2832 der Wiener Hofbibliothek im Druck vorliegt. Eine neue diplomatisch getreue Ausgabe des Weisskunigs, die die Lesarten sämtlicher Handschriften enthielte, wäre auch als Hilfsmittel für die Erforschung der Kanzleisprache Maximilians ein Bedürfnis.

Der Mangel an zeitgenössischen Quellen für die einzelnen Abenteuer ist bei dem ausserordentlich persönlichen Charakter des Teuerdank weiter nicht verwunderlich, wenn auch bedauerlich. Viel schmerzlicher noch vermissen wir Überlieferungen, die dazu angethan wären, uns einen tieferen Einblick in die Entwicklungsgeschichte des Buches zu geben: diese Entwürfe und Vorarbeiten sind zum grössten Teil verloren gegangen, weil der Kaiser mit Zetteln zu arbeiten pflegte.

Die Anziehungskraft der Werke Maximilians liegt weniger in ihrem Stoff als in der reichen Persönlichkeit, die ihnen das Dasein gab, die uns aus ihnen entgegentritt. Was man über seine schriftstellerischen Erzeugnisse sagt, wird somit zugleich auch immer ein Versuch zu seiner Charakteristik sein. Max ist der Messias, den Gott seiner Zeit gab der Christenheit zum Troste. Diese Auffassung seiner Sendung sollte der Teuerdank der Nachwelt übermitteln.

Es erübrigt mir noch, den Herren, die mich bei der Ausarbeitung durch Ratschläge und Mitteilungen unterstützt haben, meinen Dank zu sagen. Es sind dieses nächst Herrn Geheimrat Behaghel die Herren Prof. Dr. Gundermann-Tübingen, Dr. Meyer, Direktor des Innsbrucker Statthalterei-archivs, Dr. Theodor Gottlieb-Wien, Geh. Justizrat Dr. A. B. Schmidt-Giessen, Dr. R. A. Fritzsche-Giessen, Haus- und Staatsarchivar Dr. J. Dieterich-Darmstadt.

Giessen, August 1902.

INHALT.

Erstes Kapitel.

HILFSMITTEL UND LITTERATUR.

Das wichtigste und nächstliegende Hilfsmittel für die historische Prüfung der Abenteuer des Teuerdank ist Pfintzings Clavis. In ihr giebt Pfintzing zunächst eine kurze Erklärung der handelnden Personen, sodann bemerkt er kurz den Schauplatz der einzelnen Vorfälle. Pfintzing legt in seiner Dedikationsepistel an Karl V. sowohl den Teuerdank als die Clavis als sein Werk vor, um ihm durch sie zu zeigen, dass die einzelnen Grossthaten nicht aus Schmeichelei vergrössert oder gar erfunden seien, sondern dem Wortlaut der einzelnen Kapitel gemäss stattgefunden hätten. Freilich gehn die Angaben der Clavis auf Max zurück, denn er allein war natürlich imstande sie zu machen. Trotzdem sind sie nur zu oft sehr dürftig ausgefallen. Fürwittig und Unfalo mögen noch angehen, aber der Neidelhart liegt sehr im argen. Viele seiner Abenteuer haben nur ganz allgemein gehaltene Erklärungen; in manchen passen Figur und Text nicht zusammen und nur der Figur wird eine kurze Besprechung gewidmet. Man sieht, es geht hier oft ebenso wie im Weisskunig: Max hat selbst nicht mehr gewusst, worum es sich handelte. Oft wird auch auf den Weisskunig verwiesen, der eine ausführliche Auseinandersetzung bringen solle; leider hält er aber sein Versprechen in diesen Fällen fast nie. Man möchte deshalb fast auf die Vermutung kommen, dass die betreffenden Episoden verloren gingen, weil sie aus ihrem Zusammenhang dort herausgerissen wurden, wenn es aus dem Vergleich der in beiden Fassungen vorhandenen Abenteuer nicht wahrscheinlicher erschiene, dass die im W. K.

nur kurz angegebene Erzählung vielmehr im Teuerdank erweitert worden ist.

Über das Verhältnis der Clavis zum Druck spricht Haltaus p. 105 ff. eingehend. Er führt dort zwei Ansichten über die Frage, ob die Clavis „sogleich mit dem Theuerdank ausgegeben worden sei, oder erst später“, an. Vgl. p. 105: Hummel bemerkt in Koeleri disqu. p. 20. „At primam iam editionem hac clave instructam fuisse, e catal. biblioth. Solgerianae p. 78. patet: unde conjicio clavem istam exemplaribus serius venditis studio esse detractam; cum et multa secundae editionis exemplaria clave itidem destituta sint. Heller dagegen l. l. p. 100 meint, sie sei erst später dazu gekommen, jedoch müsse deshalb die erste Ausgabe nicht ohne Clavis sein. Man habe das Gedicht zuerst ohne Clavis in die Hände des Publikums gegeben, um die Neugierde zu reizen und das Publikum die Personen und Orte im Theuerdank errathen zu lassen, zugleich aber (p. 106) auch, um daran zu ersehen, ob die Bearbeitung gelungen sei. Um nun die Leser nicht länger in Ungewissheit zu lassen, vielleicht auch wegen eingetretener Missdeutungen, habe man sie nachfolgen lassen. Dass sie einige Monate später gedruckt sei, sei auch wegen ihrer neuen Custoden wahrscheinlich.“ Haltaus schliesst sich sodann der letzteren Meinung an. Indes trifft, wie mich dünkt, keine von diesen beiden gekünstelten Erklärungen das Richtige. Vielmehr sollte schon die erste Auflage die Clavis haben.[1]) Das geht zur Evidenz aus Kap. 108 Vers 10 ff. hervor:

„Der Ernhold sprach: „Ich wil klagen
In dem namen des herren mein, ...
Gegen Fürwittig, Ewrm haubtman,
Auch Vnfallo vnnd Neydelhart.
Die drey haben auf diser fart
Meim herren gross leyd zůgefůgt
Vnnd sich an demselben nit benůgt,
Sonnder den Edlen, Tewren Heldt
In gross geferlickeit gestelt, ...
Wie Ir aus disem půch spürt,
Darinn Ich Eüch all artickel gib,
Was die genanten drey valschen dieb

[1]) Was auch Haltaus S. 106 aus Pfintzings Vorwort zur Clavis schliesst.

Haben wider den Edlen Held
Geůbt. Ich habs mit fleys gestellt
In schrifft zů einer gedechtnus.
Ir fynndt auch darbey gezeücknus
Auf yeden artickl klar stan,
Daraus Ir secht, dass Ichs recht han."

Die Clavis wurde aus dem Grunde aber nicht allen Exemplaren beigegeben, weil der Kaiser nicht wünschte, dass der gemeine Mann den Grund verstehe, vgl. die Einleitung zur Clavis, bei Haltaus p. 184. Nur Leuten, die dem Kaiser näher standen, wurde die Clavis zu ihrem Exemplar gefügt. Als der Kaiser bald darauf starb, fielen die Rücksichten, die Pfintzing a. a. O. betont, weg. — An der Clavis sind noch nachträglich Veränderungen vorgenommen worden, als sie bereits gedruckt vorlag: vgl. Haltaus p. 187, sachliche Correkturen p. 189 (Bickardey zu 50 für oberschwaben); vgl. auch p. 190, 192 ibid. — Für die Untersuchung der Neidelhartabenteuer vornehmlich kommt sodann der Weisskunig in Betracht. Leider bereitet auch hier Mangel an Genauigkeit der Fassung, das Vorhandensein mehrerer abweichender Redaktionen Zweifel und Schwierigkeiten. Immerhin ist der Weisskunig eine sehr wichtige Quelle. Ganz ausgeschieden werden muss dagegen die Clavis Sebastian Franks, Fol. 281 ff. seiner „Teutscher Nation Chronik".[1])

Wie Busson in seiner Abhandlung „die Sage von Max und der Martinswand und ihre Entstehung"[2]) ausführlich nachweist, ist sie nichts weiter als eine Compilation aus Pfintzings Clavis und dem Text des Teuerdank. Eine andere Clavis hat uns Jakob Fugger in Band IV seines Ehrenspiegels gegeben[3]). Aus der Erklärung, die er zu Kap. 20 giebt, wie aus gewissen Übereinstimmungen des Wortlauts in anderen Erklärungen, scheint hervorzugehn, dass er Seb. Frank benutzt hat[4]). Dagegen giebt er namentlich zu den Wassersnöten und zu einigen Neidelhartabenteuern so

[1]) K. Haltaus druckt sie p. 111 ff. seiner Ausgabe ab; bei Franck, Bern 1539 p. CCLXVII b ff.

[2]) Wiener Sitzungsber. hist. ph. Kl. Bd. 116, 1888, Seite 455 ff.

[3]) Siehe über ihn Ulmann I, Vorrede, p. VIII.

[4]) Vgl. die Besprechung des Kap. 20, im V. Kap.

genaue Ortsangaben, dass man stutzig wird. Sollte er von Maxens Vertrautem, Konrad Peutinger, den er sicher kannte, Mitteilungen bekommen haben? Die Clavis, die Handschrift 7 des Wiener Staatsarchivs f. 227 b ff. enthält, ist ein Auszug aus Fuggers Clavis. Die Handschrift mit dem späten Titel: „Leben K. Friedrichs IV., Maximilian I. und Philipps des Schönen“ trägt auf f. 65 von später Hand die Bemerkung: „Wie es scheinet, seind dieses die aigenhändigen Notata oder Meditationes Francisci Guilimanni“. Das Werk ist ein Auszug Guillimanns aus Fugger und identisch mit dem Buche Guillimanns, von dem Kribel in seinem Schreiben an Erzherzog Maximilian spricht, s. 2. Kap.: „Tomus secundus hat de imperatoribus noch nit sonders vil, ohn allain was Guillimannus de Friderico tertio et Maximiliano primo (darbei auch das leben seines sons Philippi) allerhochlobseligister gedechtnus, dessen zwar ser vil ist, aus eur hochfürstlichen durchleucht teütsch geschribnem grossen buech extrahiert und anderwertsher, sonderlich aus der schatzregistratur colligiert hat . . . “

Das grosse Buch ist eben Fugger. —

Die Codices 2867, 2806, 2889 habe ich nach von mir in Wien gemachten Abschriften citiert. Wegen der genannten Handschriften verweise ich auf Laschitzers eingehende Arbeit in seiner Teuerdankausgabe, die alles neue Material, das sich seit Haltaus beibringen liess, gewissenhaft verwertet hat. Von weiterem handschriftlichem Material, das ich benutzte, wären ausser den die Autobiographie betreffenden Handschriften zu nennen 4417*, fol. 112—122 des Codex 9027, sowie die Bilderhandschrift 2858 (Verschanzungen). Von Chronikensammlungen ist hervorzuheben die „Collection de Chroniques Belges inédites publiée par ordre du Gouvernement“. Molinet wurde in der Ausgabe in der Collection des Chroniques françaises von Buchon (Paris 1828) benutzt; de la Marche in der Ausgabe von H. Beaune et J. d'Arbaumont (Paris 1883—88); Commines in der Ausgabe von Petitot (Collection complète des mémoires relatifs à l'histoire de France, Tom. XI, XII, XIII).[1]) Es

[1]) Paris 1826.

ist auffallend, dass alle diese nur sehr wenig oder nichts über persönliche Grossthaten Maxens zu berichten wissen. Auch die in der Collection de Chroniques Belges inédites enthaltenen Chroniken lassen sich kaum auf solche Einzelheiten ein. Das mag zum Teil darin seinen Grund haben, dass es sich in vielen Fällen um unbedeutende Scharmützel handeln mag, zum Teil darin, dass wir über den wichtigsten jener Kriege, die vlämischen Unruhen, nur wenige zeitgenössische Berichte besitzen. Vgl. J. J. de Smet, Vorbemerkung zur Histoire des Païs-Bas, p. 691.[1]) Von grossem Nutzen war mir Chmel, Handschriften der Hofbibliothek zu Wien; in jeder Beziehung gefördert hat mich Ulmanns Biographie, die Grundlage für alle Arbeiten über Maximilian. Ich gebe im Folgenden eine Übersicht über die benutzte Litteratur.

Basin, Histoire des règnes de Charles VII et le Louis XI, hrg. v. Quicherat, Paris 1855—59.

Busson, Die Sage von der Martinswand und ihre Entstehung. Wiener Sitzungsberichte, philos.-hist. Klasse. Bd. 116. 1888.

Carionis Chronica. Marburg 1532.

Celtes, Conrad, amores. Norimbg. 1502.

— Brief an Schreyer von 1502, am Ende der Ausgabe der amores.

Chmel, Joseph, Handschriften der wiener Hofbibliothek, als Chmel citiert. Wien 1840, 1841. 2 Bde.

Marq. Freher, Germanicarum rerum scriptores aliquot insignes. 3. T. Ed. III. curante B. G. Struvio. Argent. 1717 fol. (als Fr.-Str. citiert).

Rerum Germanicarum Scriptores ex bibliotheca Jo. Pistorii cur. B. G. Struvio. Tom. III. Ratisbonae 1726.

Chmel, österreichischer Geschichtsforscher. 1. (Grünbeck, historia Friderici et Maximiliani.) Wien 1838.

Chmel, Wiener Sitzungsberichte, phil.-histor. Klasse 1850. II. (Bericht über eine 1850 unternommene litterarische Reise.)

Codex manuscr. 7 des wiener Haus-, Hof- und Staatsarchivs.

" " 26 " " " " " "

Maximiliana 40 des Staatsarchivs.

[1]) Vgl. S. 8.

Cod. man. 3302 der wiener Hofbibliothek.
Cod. man. 9027 der wiener Hofbibliothek.
Cod. 2867 (man.) „ „ „
„ 2806 „ [1]) „ „ „
„ 2889 „ [1]) „ „ „
„ 3034 „ „ „ „
„ 4417* „ „ „ „
Creizenach, Geschichte des neueren Dramas. I. Halle a. d. Saale 1893.
Crusius, Annales suevici. Frankfurt 1595.
Cuspinianus, De Caesaribus et imperatoribus Romanis. Frankfurt 1601.
Cuspinianus, Tagebuch, hrg. v. Karajan, Fontes rerum Austriacarum 1, 1.
Fugger, Ehrenspiegel, Cod. germ. Monacens. 900 a und b. Fugger ist die Vorlage für:
Birken, Spiegel der Ehren . . . des Erzhauses Österreich. Nürnberg 1668.
Gassler, Abhandlung über Guillimanns Leben und Schriften, Wien, gedruckt mit Sonnleithnerischen Schriften, 1783, p. 48 ff.
Historia Fausti, ed. Milchsack. Wolfenbüttel 1892.
Hirt, Kulturhistorisches Bilderbuch aus drei Jahrhunderten. 6. Bd. 1881—90.
Ponti Hevteri Delfii opera historica omnia, 1643. Lovanii.
Georg Kirchmairs Denkwürdigkeiten seiner Zeit, hrg. v. Karajan, Fontes rerum Austriacarum 1, 1.
K. Kirchlechner, Über Maximilian als Jäger und im besonderen über das Abenteuer des Kaisers auf der Martinswand. Jahresbericht der k. k. St.-Ober-Realschule zu Linz. 1884—85.
Keller, Fastnachtsspiele aus dem 15. Jahrhundert (Bibliothek des litterarischen Vereins 28—30, 46. 1853—58).
Jahrbuch der kunsthistor. Sammlungen d. ah. Kaiserhauses. Bd. 2.
Pfeiffer, Frz., Forschung und Kritik auf dem Gebiete des deutschen Alterthums, Wien 1863. I.

[1]) Gottlieb, ambr. Hdschr. I, p. 140.

Maximilian I.

Teuerdank, ed. Haltaus. Quedlinburg 1836. Ich citiere nach dieser Ausgabe.

Teuerdank, ed. Laschitzer (Jahrb. d. kh. Sammlg. d. ah. Kaiserhauses, Bd. 8).

Weisskunig, Ausgabe von 1775.

Weisskunig, hrg. v. Alwin Schultz (Jahrb. d. k.-h. Sammlg. Bd. 6).

Geh. Jagdbuch, hrg. v. Karajan. 2. Aufl. Wien 1881.

Freidal, hrg. v. Leitner.

Ehrenpforte, hrg. v. Chmelarz. (Jahrb. d. k.-h. Sammlung. Bd. 5).

Über den Weisskunig: Liliencron, Raumers histor. Taschenbuch, 5. Folge, 3. 321 ff.

Liliencron, Histor. Volkslieder III. Leipzig 1865.

Krones, Heyrenbach, Allg. d. Biographie, Bd. 12, p. 380.

Pirkheimeri opera, ed. Goldast. Frankfurt 1665.

Pfaff, Astrologie. Nürnberg 1816.

Primisser, Gedenkbuch Maxens von 1505—1508 (Taschenbuch f. d. vaterländ. Geschichte 1824).

Quellen zur Geschichte der Stadt Worms, hrg. v. Boos, III (Tagebuch des Reinhard Noltz), 1893.

Ranzovius, Catalogus imperatorum . . . qui artem astrologicam amarunt. Lips. 1584.

de Roo, Annales, hrg. v. Decius. Editio II. Halae Magdeburgicae. anno 1709.

Schwandner, Handschriftlicher Katalog der wiener Hofbibliothek.

Stälin, Aufenthaltsorte Kaiser Max I., Forschungen zur deutschen Geschichte. Bd. I.

Wilwolt von Schaumburgs Geschichten und Taten, hrg. v. Keller, Bibl. d. litt. Vereins. Bd. 50. Stuttgart 1859.

Veith, Historia . . . Peutingeri. Aug. Vind. 1783.

Zimmerische Chronik, hrg. v. Barack. I—IV. Tübingen 1869 (Bibliothek des litterarischen Vereins, Bd. 91—94).

Goedecke u. Tittmann, Deutsche Dichter des 16. und 17. Jahrhunderts. Leipzig 1868.

Chronique des faits et gestes admirables de Maximilian I. durant son mariage par Octave Delepierre. Bruxelles 1839. (Übersetzung von „Dit syn die Wonderlyke Oorloghen van den doorluchtigen hoochgheboren prince keyser Maximiliaen. Hoe hy hier eerst int landt quam. Ende hoe hy vrou Marien troude. Gheprint Thantwerpen op de Lombaerde-Veste, in den Witten Hasewint, by Jan Van Ghelen, anno MCCCCC en LXXVII den IIII october.“ Vgl. Delepierre p. VIII ff.)

Oratio Extemporalis Habita ad Max. . . . . . a Pallante Spangel, Theologo Heidelbergensi . . . M. CCCCLXXXIX. Freher-Struve II fol. 459.

Bebel, Oratio de laude Germaniae, Phorce 1504.

Aus der Collection de Chroniques Belges inédites kamen namentlich in Betracht:

Histoire des Païs-Bas, depuis 1477 jusqu'en 1492, écrite en forme de journal par un auteur contemporain. Hrg. v. G. Gérard. (Recueil des Chroniques de Flandre par J. J. de Smet, Tome III p. 688 ff.)

Theodoricus Paulus, Compendium de rebus actis sub ducibus Burgundiae. 1380—1485. (Chroniques relat. à l'hist. de la Belgique sous la dominat. des ducs de Bourgogne II.) ed. Lettenhove.

Chronique d'Adrien de But in Chroniques relatives à l'histoire de la Belgique sous la domination des ducs de Bourgogne. 13, T. 1. (Chroniques des religieux de Dunes . . . publ. par Kervyn de Lettenhove. Tom. I.)

von Oefele, Grünbeck. Allg. d. Biographie. Bd. 10 p. 56 ff.

Unrest, Chronicon Austriacum (Collectio monumentorum S. F. Hahnii, Tom. I.).

Ghilini, Expeditio Italica Maxim. Caes. (Bd. III Fr.-Str. p. 91 ff.).

Jo. Fr. Picus de Mirandula Staurostichon ad Maximil. (Freher-Struve II p. 493 ff.).

Das Heldenbuch in der Ursprache. v. F. H. v. d. Hagen und Alois Primisser. Berlin 1820—25. II.

Jac. Manlii Historia collat. card. dign. in Alb. Mogunt. Freher-Str. II. pag. 705 ff.

Schmeller, Bairisches Wörterbuch, bearb. v. Frommann. München 1872—77.

Scherer, Geschichte der deutschen Litteratur. 6. Aufl. 1891.

Grimm, J., Deutsche Mythologie. 4. Ausg. Berlin 1875—78.

Allgemeine Gesch. d. v. Niederlande a. d. Holl. übers. Leipzig. 1756 ff.

Trithemius, Annales Hirsaug. S. Gallen 1690.

Chroniken d. deutschen Städte, v. 14.—16. Jh., hrg. durch die histor. Commission bei der k. Akademie der Wissenschaften in München. Leipzig 1862 ff.

J. Schoneri opera Mathematica, Norimbergae 1551.

Meuschen, Joa. Gerh. Vitae summorum Virorum, Coburg 1735. Daraus: „Vita et obitvs Maximiliani I. Imperatoris auctore Bartholomaeo Latomo.“

Franck, Sebastian, Zeitbuch. 1531. (Chronica, Zeytbuch und Geschichtbibell.)

Franck, Sebastian, Weltbuch. 1534 bei Morhart, Tübingen.

Franck, Seb. Chronica des gantzen Teutschen lands . . . Bern 1539.

Weinkauff, Seb. Franck, allg. d. Biographie, 7, 214 ff.

Wimpfeling, Epithoma rerum Germanicarum usque ad nostra tempora, Argentine 1505.

Aretin, Joh. Christoph v., Beiträge zur Geschichte und Litteratur, vorzügl. aus d. Schätzen der münch. National- und Hofbibliotheken. München 1803.

Ranke, Leopold, v., D. Geschichte im Zeitalter der Reformation, i. sämtl. Werken, 2. Ges.-Ausgabe, 1873—90, Leipzig.

Linturii Appendix zum fasciculus temporum v. Rolevinck, Pistorius-Struve, Bd. II.

Pauli Lang Mon. Chron. Citizense. Pistorius-Struve T. I.

G. Knod, Jakob Spiegel aus Schlettstadt, Programm des Realgymnasiums zu Schlettstadt, Strassburg 1884. 86.

Laschitzer, Simon, Die Genealogie Kaiser Maximilian I., Jahrbuch der kunsthist. Sammlungen des ah. Kaiserhauses Bd. 7. 1888.

Koeleri disquisitiones de inclito libro poetico Theuerdanck, ed. Hummel. 1790.

Melanchthon, exhortatio Maximiliani Caesaris ad bellum Turcis inferendum. Corpus Reformatorum, Bd. 20, p. 470, 471.

Gottlieb, Theodor, Ambrasische Handschr. I. Wien 1900.

Paul von Middelburg, Prognostikon, Löwen 1484.

Meyer, Christian, Hans Jakob Fugger, allg. d. Biographie, Bd. 8, p. 183.

Hch. Ulmann, Kaiser Maximilian I. 2. Bd. Stuttgart. 1884, 91.

Weiss, Edmund, Albrecht Dürers geographische, astronomische und astrologische Tafeln. Jahrb. d. kunsth. Sammlg. Bd. 7, S. 207 ff.

Heüsl, Hans, von Salzburg, Ain Schen New Bůch / lustig zů Lesen / den gantzen Zug / vnd Raiss / des Durchleüchtigisten Fürsten / vnd Herrn / Herrn Philippo Printzen auss Hispanien et. c...... beschriben worden / von Anno 1549. biss auff 51. Jar geschehen. Getruckt inn der Kayserlichen Reychs Statt Augspurg / Durch Hans Zimmerman.

Wormser Chronik, hrg. v. Arnold, Bibliothek d. litterar. Vereins, 43. Stuttgart. 1857.

Uhland, Schriften zur Geschichte der Dichtung u. Sage, hrg. v. Holland, Keller, Pfeiffer. Bd. 2. Stuttgart 1865—73.

Urkunden & Regesten aus d. k. k. Statthalterei-Archiv in Innsbruck, hrg. v. Schönherr, Jahrb. d. kunsth. Sammlg. 2. II.

Wendelin Boeheim, Ueber einige Jagdwaffen und Jagdgeräte, Jahrb. d. kh. Sammlg. Bd. 2. I. S. 129 ff.

Tabvlae codicvm manv scriptorvm .... in bibliotheca Palatina Vindobonensi asservatorvm, ed. academia Caesarea Vindobonensis. 1864 ff.

Urkunden & Regesten aus d. k. k. Reichs-Finanz-Archiv, hrg. v. Dr. Zimmermann & F. Kreyczi. Jahrbuch 3.

Urkunden & Regesten aus d. k. k. Staatsarchiv in Wien, hrg. von Dr. Zimmermann. Jahrbuch 1.

Franz Schestag, Kaiser Maximilian I. Triumph. Jahrb. d. kh. Sammlg. 1.

Die Citate aus dem Weisskunig (W. K.) gebe ich, wenn nicht ausdrücklich anders bemerkt wird, nach Schultz; die kleinen Ziffern bedeuten die Zeilen bei Schultz.

Sämtliche Schriften werden ausserdem an Ort und Stelle citiert, entweder im Text oder in Anmerkungen.

Zweites Kapitel.

KAISER MAXIMILIANS LATEINISCHE AUTOBIOGRAPHIE.

„Prouectiori aetate“, berichtet Cuspinian in seinem Buche „de Caesaribus“, p. 486, suchte Kaiser Maximilian I. den Umgang der Gelehrten[1]), „cum iis commentatus liberius in secreto, multa ab iis perdidicit“, obwohl er in seiner Jugend wenig gelernt hatte, „male eruditus“, wie Cuspinian sagt. Max selbst schlägt seine Jugendbildung höher an. In der Autobiographie hebt er hervor, dass er ein Kompendium der sieben freien Künste verdaut habe und will — im Gegensatz zu seinem Biographen — das Lateinische beherrscht haben. Wie in jener Zeit der Renaissance gerade junge Edelleute eine Ehre darein setzen, gelehrter Bildung teilhaftig zu werden[2]), unterlässt es Max in seinem gereiften Alter nicht, zu betonen, dass er gelehrten Unterricht genossen habe, vgl. Freidal, p. XVII.

„Vnd anfencklich in gestallt eins studenten der jungling mit ainem gulden claid von edlem gestain, perlin . . . . . ist damit des ersten an den kungin hof genant n zogen vnd hat daselbs seinen herolld ausrueffen lassen dreyerlay ritterspil . . .“.

Unter dem Einfluss jener gelehrten Kreise fasste der Kaiser den Gedanken, seine Erlebnisse schriftlich festzu-

[1]) Näheres über die Einzelnen siehe bei Ulmann Bd. II, der Seite 723 ff. Maxens religiöse und geistige Interessen eingehend schildert.

[2]) Vgl. die Vorrede zu den Geschichten und Thaten Wilwolts von Schaumburg, hrg. von Adalbert von Keller, Bibliothek des litt. Vereins Bd. 50 p. 2.

halten, „animum dehinc ad scribendum, sed patria lingua, adiecit“, fährt Cuspinian fort. Freilich, wie Max es nicht liebte, sich ganz zu enthüllen[1]); wie ihn überhaupt „beduncket das dem gemain man nit not sey den grundt zůuersteen“, so hat er auch hier mit seinen Entwürfen hinter dem Berge gehalten. Ausser seiner näheren Umgebung hatten nur wenige ihm näher stehende Humanisten von seiner litterarischen Thätigkeit Kenntnis. Erst durch Melanchthons Bericht in der Chronik des Cario wurden weitere Kreise hierauf aufmerksam. Dort erzählt Melanchthon[2]):

„Maximilianus hat viel grosse krieg gefurt | erstlich jm Nidderland | Flandern vñ Brabant | darinn er selb mit seiner hãt viel lôblicher thaten gethan hat | deren ich etliche gehôrt habe | weis aber die hendel nicht gantz | vñ ist zu wûndschen | dem lôblichen Fûrsten zu ehren | das doch ein mal einer der die hendel wûste | seine Historien recht zusamen bråcht | vnd seine anschlege vnd p. 263b vñ grosse thaten | ordenlich beschriebe | Pirkamer zu Nôrinberg hat mir gesagt | das Maximilianus selb habe seine Res gestas etlicher jar gefasset vnd sagt | Er sey einest mit jhm von Linda gen Constantz gefaren | Da nu der Keiser ein wenig ruge hat jm schiff | habe er ein schreiber gefoddert | vnd jhm latinisch dictirt res gestas eins jars | mit mancherley anschlegen vnd vmbstenden | Als aber Pirkamer meinet | der Keiser hette etwas heimlichs zu schreiben wolt er weichen | Da hat jhn der Keiser heissen bleiben vnd zuhôren | Abents hat ers jhm lassen lesen vnnd hette Pirkamer gefraget | wie jhm das Reuter Latin gefiel | vnd gesagt er wolts gern fassen | das gelarte leut | so etwa diese hendel beschreibẽ wolten | durch diese seine verzeichnus | grund dauon haben mochten | — Es sagt auch Pirkamer es were ja so rein gemacht gewesen | als keines Deudschen Historici scripta bis anher gewesen sind | Er habe auch nach diesen verzeichnus gestanden | nach Ma- p. 264 Maximiliani tod habs aber nicht vberkomen kônnen“. Und doch haben wir frühere Nachrichten als

[1]) Vgl. Ulmann I. p. 195.

[2]) Ich citiere nach der Ausgabe von 1532 (Gedruckt zu Marpurg durch Franciscum Rhodum jm M. D. xxxij jar.), p. 263—264.

diese. So in einem Werke eben jenes Pirkheimer, seiner Übersetzung von Lukians Schrift „πῶς δεῖ ἱστορίαν συγγράφειν“[1]), in deren praefatio es heisst:

„Nemo igitur prudens mihi vitio vertet, si innumeras bonitatis tuae virtutes ac gloriam, quemadmodum militando, ita et scribendo imitari, ac reuerenter, sed a longe, sectari concupisco, quandoquidem ita a natura comparatum esse videmus, vt principum moribus frequenter se subditi adaptare consuescant“. Anfang 1515 spricht der Kaiser Pirkheimer seinen Dank für die Übersetzung aus[2]). Früher schon berichtet Bebel von Maxens Schriftstellerei; am Ende seiner oratio de laude Germaniae (Innsbruck 1501) wendet er sich an den Kaiser mit den Worten: „qui praeter tot res fortiter gestas . inter tot curas . negocia . tot domesticas et externas rerum maximarum occupationes audire vis quottidie . quippiam historicorum ac memorabile immo vero tu ipse diceris conscribere historias“[3]). Ein noch wertvolleres Zeugnis giebt Konrad Celtes in der Vorrede zu seinen amores (1502[3]), s. S. 17 ff.[4])

Was heute noch von der lateinischen Biographie des Kaisers erhalten ist, bewahren das k. k. Hof-, Haus- und Staatsarchiv zu Wien und die Hofbibliothek daselbst. Erst in unseren Tagen sind Teile dieser altehrwürdigen Überlieferungen veröffentlicht worden; Alwin Schultz hat sie in seiner Ausgabe des Weisskunigs herausgegeben. Die Originale seiner Publikationen gehören dem 40. Faszikel der Maximiliana des Staatsarchivs an. Sie sind in einen Pappband gebunden, der die Aufschrift trägt „Maximiliana“. „Aufzeichnungen zur Biographie Kaiser Maximilian I., zum teil von seiner Hand“. Alwin Schultz beschreibt die Handschrift eingehend auf p. IX seiner Weisskunigausgabe, Anm. 2:

„Papierhandschrift, 53 Folia (circa 20:30 Cm), 8 Folia (circa 11:22 Cm). Wasserzeichen: Ente oder Gans im Kreise; Waage im Kreise, darüber ein senkrechter, in eine 4blätterige

[1]) Commentarius de ratione scribendae historiae. Goldast, p. 51.

[2]) Vgl. den Brief an Pirkheimer (de Bannissis ad. mand. Caes. Mt.) Goldast p. 52, datiert von Augsburg 12. Mai 1515.

[3]) Vgl. Ulmann p. 744. II. [4]) Pirkh. opera, S. 116.

Blume auslaufender Strich; Waage im Kreise; Waage im Doppelkreise, darüber ein Vogel; grosse Waage im Kreise; Kaiserkrone, drei unten zusammenhängende, oben gerundete Spitzen, auf der höheren in der Mitte eine Stange mit einem Kreuze; Ochsenkopf; p, darüber eine Blume; Anker im Kreise, darüber ein Stern; kleine Waage im Kreise; Ochsenkopf, auf demselben eine Stange, die in einem Kreuze endet und um welche sich eine Schlange windet". Ausser den Blättern 11—20, die ein deutsches Concept des Kaisers enthalten, sind die 61 Folien mit Aufzeichnungen biographischen Inhalts bedeckt. Neben 11—20 tragen meines Erachtens die Schriftzüge Maximilians: 7b, 8a, 8b, 23, 24, 25, 26, 27, 28, 29, 30, 31, 32, 33, 34, 35, 39, 41, 43, 44, 45, 46, 47, 48, 49, 50, 51, 52 b, 55 b, zum teil 56 und 48 b. Somit rührt der weitaus grössere Teil der erhaltenen Aufzeichnungen von der Hand des Kaisers her und Alwin Schultz' Bezeichnung „Originaldiktate" trifft demnach nur für einen Teil der Bruchstücke zu. Aus zwei Stellen hat Schultz eine Datierung der Memoiren gewonnen. „Dass wir in der That in der Handschrift J (so nennt er die Bruchstücke) das zum Theil unter Pirkheimer's Augen entstandene Dictat vor uns haben, geht aus der Randbemerkung S. 443. 3 hervor: „Ditz hat geschriben konig Maximilian an sand Marie Magdalene tag, als wir gein Lindaw furen auf dem Podensee; den andern taill lass eer mir ze schreiben" (fol. 48 b im Codex). „Ein anderes Datum der Entstehungszeit von Maximilians Memoiren liefert uns eine Stelle derselben S. 427. 45. Er erzählt da von seiner Tochter Margaretha, die Witwe des spanischen Kronprinzen sei. Juan, der Gemahl der Margaretha, war aber am 2. Oktober 1497 gestorben, und sie heiratete wieder im Oktober des Jahres 1501 Herzog Philibert II. von Savoyen. Das Dictat muss also zwischen dem Oktober 1497 und dem Oktober 1501 abgefasst sein" .... (S. IX, X bei Schultz.)

Ich möchte zu Schultz' Feststellungen die Einführung Rudolfs von Habsburg fügen, sie findet sich fol. 5 b: „Sunt hodie anni. 200. 40. fuit nobilis et magnus princeps comes Habspurgij natus ...." Die 4 ist wohl auf einen Lese- oder Hörfehler des Schreibers zurückzuführen. Es kann kaum ein Zweifel sein, dass Max, der von Mennel, Trithem, Stabius u. A. m. seinen Stammbaum [1]) zusammenstellen liess, Rudolfs Geburtsjahr, 1218, gekannt hat. Da man überdies kaum annehmen kann, dass die Teile der Autobiographie 10 oder gar 20 Jahre auseinanderliegen, legt die 0 mit grosser Wahrscheinlichkeit nahe, dass der besprochene Passus 1498 diktiert worden ist. Schultz vermutet, dass der Teil der Autobiographie, der die vorgenannte Randbemerkung trägt: „Ditz . . . . .“ eben jenes Stück sei, das Max im Beisein Pirkheimers diktiert habe. „Pirkheimer“, meint er weiter, „hat sich in der Richtung der Fahrt geirrt: das Schiff steuerte nicht nach Constanz, sondern nach Lindau; wir erfahren aber aus dieser Notiz noch, dass die von Pirkheimer erzählte Geschichte am 22. Juli sich ereignete.“ Diese Annahme Schultz' scheint mir wenig wahrscheinlich. Von vornherein möchte ich bezweifeln, dass Pirkheimer, der gewissenhafte Geschichtsschreiber des schweizer Kriegs, sich in der Richtung der Fahrt geirrt haben sollte. Max fuhr zwar am Mariemagdalenentag (22. Juli) nach Lindau, aber am 27. oder 28. desselben Monats von Lindau nach Konstanz zurück [2]). Diese Fahrt hat Pirkheimer auf demselben Schiffe mitgemacht. „Postridie“, sagt er, „Caesar rursus Constantiam nauigauit, et quamuis ego quoq; eadem veherer naui, nullum tamen vnquam perturbationis indicium in Caesare percipere potui, sed ludo, confabulationibusq; et iocis diem illum laetus consumpsit [3]).“ (Es war unmittelbar nach der Niederlage Fürstenbergs bei Lindau.) Von einer gemeinsamen Fahrt nach Lindau sagt Pirkheimer kein Wort. Wenn nun auch Pirkheimer, der geschmeidige Hofmann, der Maxens heimliche Art kannte, an dieser Stelle seines schweizer Kriegs eine ausdrückliche Erwähnung jener Unterredung und ihres Anlasses unterlässt, so kann er unter den „confabulationibus“ doch sehr wohl auch sein Gespräch mit Max im Auge

---

[1]) Vgl. über die Genealogie, sowie über Maxens histor. Bestrebungen überhaupt Laschitzers eingehende Abhandlung im 7. Bd. des Jahrbuchs der kunsthistor. Sammlungen.

[2]) Stälin, Forschungen zur deutschen Geschichte. Bd. I p. 359.

[3]) Pirkheimeri opera ed. Goldast, p. 88 (bellum Svitense.)

haben. Überdies spricht gegen Schultz' Annahme noch, dass der nürnberger Humanist bei Melanchthon von einem Diktate spricht, das in Frage kommende Blatt 48b[1]) indessen, wie der Vermerk „Ditz ....“ richtig besagt, die Schriftzüge des Kaisers trägt. Ganz abgesehen von diesen Bedenken erregt mir der Wortlaut der Randnotiz selbst Zweifel; auf sie werden wir in anderem Zusammenhang noch zurückkommen[2]).

Die Memoiren sind ausserordentlich flüchtig geschrieben und teilweise fast unleserlich; Schultz sind deshalb auch bisweilen Versehen unterlaufen. So fol. 7a der Autobiographie (Schultz' Ausgabe p. 423 Zeile 16), wo er notam magnitudinem statt nomen magnanimum liest, ferner fol. 52a (Schultz p. 425 Zeile 52), wo er statt „Meta de equi casu“ „Leta de equi casu“ schreibt.

Max hat sich beim Entwurf seiner Biographie keine engen Schranken gezogen. Die lateinischen Bruchstücke holen viel weiter aus, sollten viel umfassender werden, als es der Weisskunig geworden ist. Jeder der burgundischen Herzoge, jeder der Habsburger sollte seine Lebensgeschichte („coronica“) mit auf den Weg bekommen, durch Holzschnitte sollten die Persönlichkeiten seiner erlauchten Vorfahren vor Augen geführt werden. Es bekümmert den Verfasser sehr, dass der Mangel an historischem Material ihm eine ausführliche Geschichte seines Hauses erschwert[3]). Er selbst giebt für die Vorgeschichte nur den Entwurf, um sich seiner Zeit desto eingehender zuzuwenden; die Ausführung jener Andeutungen überliess er seinen Historikern. Sogar bei

---

[1]) 48b, nicht 43b. (Schultz p. 443. 2.) [2]) s. unten.

[3]) Vgl. Carios Chronik p. 206 (Marburg 1532): „Vnsere Deudschen Historici sind so vnuerstendige leut gewesen / das ein billich verdreusset / der sie lieset / Johannes Stabius des Hochlôblichen Keisers Maximiliani Mathematicus / hat mir offt gesaget wie Keiser Maximilian vber die Deudschen Historicos geklaget hat / das sie der hohen / weisen vnd von Gott begnadeten fursten / hendel vnnd thaten / so vngeschicklich beschrieben vnnd corrumpirt haben / Vnnd hat beuohlen vleissig alle Historicos zusamen zu bringen / vnd aus allen ein leiderliche Chronica zu machen / Wie on zweiuel geschehē were / so er lenger gelebet / odder durch andere grôsser geschefft nicht verhindert were.“

seinen eigenen Erlebnissen kümmert ihn die Reihenfolge der Ereignisse und Betrachtungen wenig; sie wurde seinen Gehilfen übertragen: p. 52 b heisst es: „vide ubi hoc locas". Der Kaiser spricht von sich in der dritten Person als „princeps", „Maximilianus" oder „rex"; einmal, wo ihm daranliegt, seine Energie ins rechte Licht zu rücken, tritt er sogar als „istoriografus" hervor, vgl. fol. 29 a: „hoc ego istoriografus testare possum"; ein andermal tritt er in die Rolle des Zuschauers und führt sich selbst in gefährlicher Situation vor, vgl. p. 11 a des Codex 3302: „Nam vidi eum ...." Ein gewisses naives Selbstbewusstsein vermag der Verfasser bisweilen nicht zu unterdrücken, vgl. Weisskunig (Schultz) p. 443,14 ff: „Attamen ipse [M] rex M. isto anno omnino habuit plures belly disfortunia, sicut omnibus sumis bellatoribus ex natura fieri interdum oportet". Der Anfang der Memoiren, in dem Max sich über seine Ideen und Zwecke ausgesprochen haben mag, ist leider verloren gegangen. Interessant sind die Bruchstücke vor allem deshalb, weil sie von allen Werken des Kaisers — die Weisskunigdiktate nicht ausgenommen — uns seine Persönlichkeit am unverfälschtesten geben[1]). Nirgends sonst spricht er so rückhaltslos. Fesselnd ist die Schilderung seiner Jugendzeit, seines Unterrichts, seiner Neigungen, bemerkenswert sind die Aufschlüsse über sein Familienleben, sein Verhältnis zu seinen Räten, seinen Hauptleuten.

Sehr anschaulich sind die Kriegszüge und deren Schauplatz geschildert, sie übertreffen darin weit die korrespondierenden Berichte des Weisskunigs[2]), die nicht minder unter der Bearbeitung als unter der Abgeblasstheit der Erinnerung gelitten haben. Als Redaktor seines Werkes hatte sich der Kaiser keinen Geringeren ersehen als Konrad Celtes. Das erzählt Celtes selbst in der Vorrede zu seinen amores: „Commaculavi tamen frontem, et erasa omni, ut in proverbio est, verecundia cogitare coepi, si non aliquid tale, quod par

[1]) Wie gross die Vorzüge der lateinischen Fassung der des deutschen Weisskunigs gegenüber sind, lehrt am besten ein Vergleich mit den in der Ausgabe von 1775 beigefügten Parallelstellen des Codex 3302.

[2]) Über die histor. Treue der Diktate vergl. Ulmann, 2, p. 745.

tuae Celsitudinis laudibus esset, offerrem, saltem nostris nugis, ineptiis, incomptis et inlepidis iocis, quibus aula se oblectare solet, animum meum iugemque et perpetuam in te tuamque Inlustriss. Austriae domum observantiam intellegeres, meque, ut saepe solitus es, ad maiora animares: Maximyleiden inquam, et per te scriptos a cunabulis Annales nocturnas et diurnas commentationes.“ Celtes, der zu jener Zeit als Professor in Wien wirkte, hatte sich in hohem Grade der Gunst seines kaiserlichen Herrn zu erfreuen. Max nahm persönlichen Anteil an seinen Arbeiten[1]); der gefeierte Humanist sollte auch in seinem Sinne zum Ruhm des Hauses Habsburg thätig sein. Ein lateinisches Heldengedicht, eine Art Teuerdank in humanistischem Gewand sollte Maxens Thaten feiern, derselbe gelehrte Dichter, dem er diese grosse Aufgabe anvertraute, war auch dazu ausersehen, dem Buche, in dem er, der Kaiser, sein thatenreiches Leben der Nachwelt überlieferte, die künstlerische Form zu geben. Wie weit diese Arbeiten des Celtes gediehen sind, entzieht sich unserer Kenntnis; sein früher Tod (1508) mag allen diesen Absichten ein Ende gemacht haben. Ob der deutsche Weisskunig in ursächlichem Zusammenhang mit dem Verlust des Celtes steht? Vielleicht hat auch Maxens Einsicht, dass seine Latinität einer solchen Aufgabe nicht gewachsen war, Einfluss auf die Formveränderung gehabt[2]).

Eine andere, jedenfalls viel anspruchslosere Bearbeitung der Memoiren hat sich uns dagegen im Codex 3302 der wiener Hofbibliothek erhalten, den Schultz nur in einer Abschrift des siebzehnten Jahrhunderts gekannt und benutzt hat. Die Handschrift ist auf dem Rücken des Einbandes „vita Maximiliani“ betitelt; oben rechts auf dem ersten Blatt

[1]) Vgl. Celtes Brief an Sebald Schreyer, der am Ende der Ausgabe der amores abgedruckt ist. Auf die Aufforderung, Celtes möge seine kleinen Schriften endlich erscheinen lassen, erwidert dieser, er werde es thun: „Ita etiam R. Maxmyliano hortante.“ (Wien, Februar 1502.)

[2]) Der Teuerdank und der Weisskunig sind nicht im Anfang ein Werk gewesen, wie Laschitzer aus dem Fehlen des Weisskunigs in den älteren Gedenkbüchern schliesst, sondern die Stelle des Weisskunigs vertrat damals noch die lateinische Autobiographie. Erst im Gedenkbuch von 1508—1512 kommt der Weisskunig zum Vorschein.

findet sich die Aufschrift: „Vita Maximiliani romanorum regis atque Archiducis Austriae et burgundiae." Die tabulae codicum manuscriptorum der wiener Akademie bezeichnen ihn irrtümlich als „fata Maximiliani". Der Codex ist eine Papierhandschrift von 80 Blättern Folioformat. Der Text beginnt mit den Worten: „Quando fridericus tertius romanorum imperator" (fol. 7 a der Bruchstücke des Staatsarchivs); er schliesst mit dem Satze: „et tres ex eis decapitaverunt". Sämtliche Blätter tragen dasselbe Wasserzeichen: eine Krone mit hohem ovalem Bügel, der oben eine Kuppel trägt, die in einem Kreuz endet. Der Bügel weist auf jeder Seite drei kleine kreisförmige Verzierungen auf; wo er ansetzt, befindet sich auf beiden Seiten ein Kleeblatt; ein solches hat auch die mittlere dritte Zacke, die von zwei Spitzen umgeben ist. Dasselbe Wasserzeichen hat fol. 50 der Bruchstücke in den Maximiliana des Staatsarchivs. Die Blätter sind in der Mitte gebrochen; nur die eine Seite ist beschrieben; es lässt dieser Umstand wohl darauf schliessen, dass die Handschrift keine Reinschrift darstellt. Zeitgenössischer Foliierung entbehrt der Codex. Die Schriftzüge des Schreibers weisen auf den Beginn des sechzehnten Jahrhunderts; seine Hand ist identisch mit der, die auf fol. 37 a, b, der Autobiographie erscheint. Die Handschrift ist erst im achtzehnten Jahrhundert in die Hofbibliothek gekommen; vgl. Schwandners handschriftlichen Katalog, fol. 553, wo Schwandner unter Codex 1950. Ms. Folios. 80 (das ist der spätere Codex ms. 3302) bemerkt: „Anonymi Vita Maximiliani I. Imp. in lingua latina, manus synckronae .... Nota: Originale hujus Mspti. Heyrenbachius quidem bibliothecae Caesareae intulit. vbi etiam copia facta est, sed dicitur ad Archivum Caesareum pertinere." Diese Vermutung Schwandners ist richtig. Der Herausgeber der Weisskunigausgabe von 1775 hat die Handschrift benutzt, ohne ihren Verfasser zu kennen; er druckt Teile aus dem Codex ab im Anschluss an die korrespondierenden Darstellungen des Weisskunigs[1]). Über den Codex sagt er p. 180:

[1]) Heyrenbach hatte Anteil an der Weisskunigausgabe, vgl. allgemeine deutsche Biographie, Bd. 12, p. 380. (Krones.)

„Die gleichzeitige Abschrift dieses Werkes (eines mit M. gleichzeitigen Schriftstellers) liegt auf dem k. k. Hofarchiv unter der alten Aufschrift: „Rôm. Kayser vnd Künig Lädl. 101“. Eine Abschrift von 3302 aus dem siebzehnten Jahrhundert besitzen wir in 26 des Staatsarchivs (nicht 16, wie Schultz irrtümlich meint), die Schultz in seiner Weisskunigausgabe zum Teil zum Abdruck gebracht hat. Die Abschrift beginnt mit denselben Worten wie 3302, nicht, wie Schultz will: „Cum Federicus . . . .“ (fol. 6a der Bruchstücke in den Maximiliana des Staatsarchivs, bei Schultz p. 422, Zeile 43). Schultz hat die Handschrift 26 mit „K“, die Originalbruchstücke in den Maximiliana mit „J“ bezeichnet und bringt K nur dann, wenn J Lücken aufweist. 3302 ist indes keine blosse Abschrift der lateinischen Originalmemoiren, er muss vielmehr als eine Bearbeitung derselben angesehen werden. Der Redaktor hat den ganzen fragmentarischen Anfang, der die burgundischen Herzoge und die habsburgischen Vorfahren des Kaisers behandelte, weggelassen. Als Eingang wählte er die Namensgebung Maxens. Alle Notizen und unausgeführten Schlagworte hat er gestrichen, Sätze umgestellt, gekürzt und das Ganze in ein erträglicheres Latein umgegossen. Sachliche Veränderungen hat er nicht vorgenommen, man müsste denn das ergötzliche Stücklein von der Kanone des kleinen Max ausnehmen (fol. 8a der Maximiliana): „. . . . . pixides . . . preparavit [et se sic et omnino distruxisset], ut custodibus (Wärter) suis ridiculum vel timorem iungerett . . .“, wo 3302 custodibus in sociis (Spielgefährten) geändert hat.

Neben 3302 hat noch eine andere Abschrift der lateinischen Memoiren Maxens existiert, die sich enger an diese anschloss als 3302. Das geht meines Erachtens aus einem Citat Gasslers in seiner Abhandlung über Guillimanns Leben und Schriften[1]) hervor. Man vergleiche Gasslers Citat aus dem „Originalmanuscript A“ mit den entsprechenden Stellen der Bruchstücke des Staatsarchivs und des Codex 3302.[2])

---

[1]) Wien, gedruckt mit Sonnleithnerischen Schriften 1783, p. 48ff.

[2]) Durchgestrichene Worte sind in eckige Klammern gesetzt; Nachträge über der Zeile in runde.

Gassler, p. 48, 49.	Bruchstücke des Staatsarchivs. fol. 10a.	Cod. 3302 der Hofbibliothek. fol. 5b.
Dum puer ille suos X annos pueriles omni dexteritate bonae indolis peregisset, per juveniles annos vlterius moralitates mundi addiscere desideravit. Evenerunt sibi iterum fere omnia contraria cum Informator latinitatis suus videbat Juvenem praefatum Maximilianum tam bonae indolis voluit ipsum in poetria ac aliis artibus liberalibus perfectum fore, quod summe Juveni illi displicebat, qui istorias ac gesta magnanimorum Regum ac principum intelligere ac addiscere voluit, Imo diversas linguas ac Campium venationes,ut ex hoc aerem consuesceret et majorem Roborem Corporis conciperet, et ut melius in posterum arma tractare posset.	dum puer ylle suos. X. annos pueriles omni dexteritate bonis indolis ‡ [didicisset] peregisset et Juueniles annos vlterius moralitates mundy ad discendum desideraret... Euenerunt sibi Iterum [v] Vere [omnia Contrarie usque] (multa aduersaria tamen etsiam //) de minore usque ad summum Inprimis cum [magister suus qui sibi latinitatem] ([ille infor]) Informator latinitatis suus qui vbi videbat [puerum] Juuenem [it] prefatum Maximilianum tante bonis indolis ac litterarum experiencijs voluit ipsum Juuenem in poetria ac alijs artibus liberalibus perfectum fore / quod sumo Juueny illy displicebatt / [videbatur] qui istorys ac gestis MagnanimorumRegum ac principum Gesta [studere] et intelligere ac addiscere voluit / Imo diuersas linguas ac Campium venacio-	... et cum bonum et docile ingenium haberet et id informator suus consideraret Voluit eum in poetria ac aliis artibus liberalibus perfectum facere quod iuueni summe displicuit qui magis desiderabat magnorum principum et regum gesta perdiscere quam poetarum fictiones imo diuersas linguas ac Venacionem ut ex hoc aerem asu-

Gassler, p. 48, 49.	Bruchstücke des Staatsarchivs.	Cod. 3302 der Hofbibliothek.
	nem ut ex hoc aerem consuesceret . . .	esceret et maius robur corporis conciperet ut melius eciam in posterum arma tractare posset et . . .
	Zu ‡ die Randbesserung:	
	et sanitatis tamen plus aquan (cum) quam cum vino nutritus vnde vsque ad	
	Zu // am Rande:	
	mangne glorie	

Wichtig für uns sind namentlich die Teile der Maximiliana 40 fasc. und der Handschrift 3302, die sich stofflich mit dem Teuerdank berühren. Es kommen da fol. 52 a der Ersteren — ein an den Rand gezeichnetes Geweih macht diese Aufzeichnung von vornherein als waidmännisch kenntlich —, sowie vor allem die Blätter 8—20 a von 3302 in Betracht. Beide mögen hier folgen. „Juuenis princeps ille voluit [von hier ab von der Hand geschrieben, die den Codex 3302 schrieb] addiscere etiam artem veram venatoriam: presertim cervorum: que est inprimis delectabilis magistralis et absque ullo periculo euidenti gladio. interdum ex calore fuge interficiunt. prima magistralitas est hec: sequi cervos per vestigia ut magni et parui in pede solum cognosci possint quando conculcat terram quam solerter didicit. hoc pingere quomodo sequuntur cervos.

Secunda ars est gladio eos interficere cum furiose et lacessiti de canibus mortem petunt. item pingere ut prius.

Tercia ars est capere eos sine canibus cum sagittis de arbore et non tantum ceruos sed omnia alia [alia] quadrupedia. hoc pingere.

Quarta ars est super equo appropinquando eos item quando non credunt quod homo accedat eos. hoc etiam pingere.

Quinta ars est ceruos volucres lupos pedester cum equo in tali modo item ut prius. hoc pingere.

Vna alia ars circumuenire societatem porcorum et eos veru pedester interficere. hoc item pingere. ([nota vam vaal in paem auf der vinsteren gruoben lan . . .])? zu gedencken den glurna (in der Handschrift durchstrichen). Der Rand des Blattes trägt den Vermerk:

Meta de equi casu
de saltu post ardeam
saltus cervorum saltus maiestatis
per montes cum equo furioso."

Von Codex 3302 kommen für den Teuerdank vor allem in Betracht fol. 8—20a:

„Simili modo venationibus omnium silvestrium animalium praesertim ferocium. Nam istas libencius insecutus est personaliter propter earum temeritatem (8b) preparauitque sibi venatores et canes ad hoc aptissimos et tales informando magnam iucunditatem cepit. hic iuvenis princeps non solum de his artibus fuit contentus, sed eas proprio ingenio exaltare voluit, scilicet quod omni die per integrum annum pre omni volatione agitare potuisset, vnde omnes reges et principes ab eo exemplum habuerunt et habent, taliter venando in omni genere aucupiorum atque venationum. Vidi, quod preparauit sibimet falcones, qui post quatuor ardeas ascendentes ad altitudinem maris, avis ista e manibus principis recedens eas insecuta est et adduxit vnam post aliam ad terram. Venit etiam (fol. 9a) iuvenis princeps multum velox et agilis pedibus capiendo anetos cum falconibus. in fossatis habebat semper lanceam longissimam et falcones optimos. saltando per omnes riparias saltabat enim quattuor palmas longius per fossata, quam lancea erat, vno saltu. Inter riparia habebat falcones in aerem ascendentes. vidi Vnum, qui ita alte se in aerem ponebat, quod in ascensu et iterum in descensu vix a principe et omnibus secum existentibus agnosci poterat. dum idem princeps se reperiuit in locis, vbi vrsi silvestres reperiuntur, omnino eos venari et hanc artem addiscere voluit, (9 b) quam summe didicit. Paucos tamen manu cepit. primum vrsum decem annorum cepit sub duobus parietibus in via latitudinis vnius palme et de abrupto prostrauit; alium vero inter canes, uti q̅r solet, nam iste due capciones magis in orbe pro delectacione venantur. de laqueis raro fit computacio nec in vrsis nec in apris. Eodem tempore repperit aliam ualde extraneam venacionem videlicet moncium, in quibus habitant capre maioris quantitatis, quam sunt iste priuate et vocantur camucei[1]). sunt optime ad manducandum et carnem cervorum superant in coquendo. Ista venacio (10 a) fit in montibus altissimis et, dum canes eas secuntur, recipiunt se ad rupes praecisas magnas et vertiginosas, quod nullus canis nisi pauci venatores appropinquare possunt, et huiusmodi venacio est periculosa propter tria: primo, quando quis intrat istas rupes praecisas, si timet, cadit ex vertigine; secundo lapides ab altis alpibus venatores et canes sepe interficiunt vel fortiter vulnerant, nam, ubi bestie iste habitant et currunt, sunt multi lapides putridi, qui descendunt cum maximo sono percucientes unum post alium et sic ledunt venatores (10 b) et canes, qui feras secuntur. capi volunt balistis et lancea. Tercio sepius niues sunt et lapides rotundi, qui ferra pedum ipsorum venatorum, cum quibus se in montibus et petris sustinent, implent et sic venator precipitatur per montes etiam ad interitum. quando vero est diligens et cautus, bene se saluare potest. Videns princeps istam venacionem ita mirabilem, presertim, quia in delectacione omnes venaciones excellit, omnino insistere voluit, quia est etiam exercitacio tibiarum brachiorum manuum et pedum et tocius corporis (11 a), valet pro sanitate corporis, et quamquam in ea venacione semper fuerit in magna custodia, tamen vix magna pericula evasit. Nam vidi eum semel rupibus ingerentem, quod primus venator eum saluare non potuit nisi adueniente secundo. vnus etiam, qui eum saluare curabat, in paruo loco se sustentabat. et altero die se in vnam rupem

---

[1]) Zu camuceus vgl. camox, Kluge, Et. Wbch,[6] S. 140 unter „Gemse".

post vnam feram demisit, quod pedem extrahere non potuit, lancea quoque sua precipitata fuit, et si eam non dimisisset, fuisset precipitatus. postea per alium venatorem fuit saluatus. Iterum in vna (11 b) alia venacione cum camuceum ex petra cultrina proiecisset, tunc venit ab alto vna magna quantitas ferarum, quae lapidem super caput principis in quantitate vnius capitis egerunt et capellum sibi de capite mira vehemencia et sono depulerunt, et non offendit, sed mutato spacio duorum digitorum mors astitisset. Et semel vnus alius per medium tibiarum penetrans non offendit, sed ambas ex sua magnitudine tetigit et alias sepius eciam nimis periculose lapides eum offenderunt. videns ista diffortunia princeps aliquantulum fuit attonitus et non immerito. (12 a) attamen, cum artem istam cum tanta pena et periculo didicisset, eam dimittere non potuit, sed semper plus desiderauit et de periculis sustinuit. coniecit se eciam in aliam periculosam venacionem aprorum et plura in ea pericula sensit. primo in partibus inferioribus contra aprum quemdam iuit eumque inuasit et velocitate equi sui vno ictu eum interemit, tamen aper ipse ita fortiter contra arborem quandam equum principis proiecit, vt alam selle per medium rumperet, coxam etiam principis aliqualiter contusit. mox quando sanatus fuit, audiens de alia feroci bestia, que ex nemoribus (12 b) ardenis in brabanciam aduentasset, summa letitia gauisus tribus diebus eam prosecutus est, et cum eam tandem repperiuit ac canibus persequeretur, ante canes, qui parui erant, numquam fugere voluit, cucurrit ad vnam fossam, ubi equester accedere non potuit. ibi inuenit eam princeps canes deuastantem. mox descendit de equo et ad pendentem ramum precipitatus est ita fortiter, quod gladius sibi de manibus saltauit, et sic gladius ante ducem ad pedes porci cecidit et princeps precipitatus super apicem gladii, que tetigit vestimentum pectoris circa cor. pedibus (f. 13 a) [antede] antetectis se a tali vulnere saluauit. fuisset in magno periculo, si porcus non fuisset stupefactus ex repentino descensu, vnde ilico recessit ascendens alium montem cum magna velocitate, quod princeps eum insequi non potuit pedester. iterum equum ascendit et insequens gladio interemit. multociens equi principis per apros fuerunt lesi, quia communiter ex equo conficere solebat. ipse illesus permansit. habuit illam consuetudinem, quod, cum fuit in venacione aprorum, nullus ausus fuit tangere bestias, nisi ipse prius inuaderet, sed in parvis dedit eis licenciam. cum tamen considerauit, quod tot essent in tali venacione pericula, permisit (13 b) omnibus veniam inuadendi feras. et omnino dilexit illam venacionem, ut fieret ad bella abilior. paulo post in vna aquosa insula, dum canes et venatores porcum quendam fortiter debellarent, princeps in succursum acceleravit, gladium vero non habuit nisi paruum, quem in domo interdum ferebat, namque eo die solum lepores capere volebat. quando vidit venatores et canes ita vulneribus prostratos, dictum porcum animose inuasit, qui equum suum vvlnerauit et penitus interfecisset, si pedibus caput apri non calculasset. sic equus fuit saluatus nec gladius porcum ex fortitudine pellis sue luto indurate, (14 a) ut sepe fit, offendere potuit. presenteque a principe fuit captus, alium equum, duos venatores et XVIII. canes morte prostratus, postea tamen gladio interemptus est. Iterum quando fuit rex, cum vnico filio suo ad talem venacionem profectus est, ut magnum quendam aprum filius interficeret et per hoc audax et magnanimus fieret. et cum pater et filius vehementer post aprum vnum currerent per tres leocas, ex velocitate equorum ambo attigerunt, et cum pater vidisset eum ita furiosum, aliqualiter timuit eius furiam, cum sagitta interimere volebat, sed porcus velociter ipsum inuasit precipitassetque, si non stipodas de pedibus posuisset. sic absque lesione euasit. Videns (14 b) hoc filius in ipsum aprum irruit et interemit, de qua fortuna omnes sui fuerunt admirati ridentes de tali fortuitu casu. paulo post ipse Archidux philippus prostrauit manu sua maximum porcum XII annorum. reuersus fuit princeps per nemus. obuiauit sibi casualiter venator, qui nihil adventu suo scivit, porcus aduena ante ipsum fuit, et cum uidit, arma deposuit, gladium solum ad querram optimum cepit, equum quoque suum balachum et velocem ascendit et datis equo calcaribus de omni societate se retraxit, nisi vnicus iuvenis comes super pulcherrimo barbarisco fuit secutus. Nam porcus viam fugiendi (15 a) ceperat, antequam princeps poterat exuere arma. cum autem in nemore et monticulo quodam ipsum attigisset ictu fortissimo quoque inuasisset, solus ipse aper proiecit principem, vulnerato pede equi et gladio ex manibus eradicato. cum princeps absque gladio ita in terram prostratus esset, aper eum iterum inuadere volens magna fuit in angustia, sed adueniente sibi in succursum dicto comite, qui in porcum irruit, offendi non potuit. iterum princeps in ipsum aprum irruit pedester et prepucium cordis amputans mortuum in terram prostrauit et cum de suis fuit redargutus, quare se ita periculo dedisset, respondit ita adamasse pulchritudinem (15 b) equi comitis, qui in periculo erat, sicut suum, quod propter talem affectum oblitus fuisset periculi, nam cum vidisset ipsum equum ex porco destructum mox cogitavit loco ipsius adipisci equum ipsius comitis, barbariscum velocitate et pulchritudine excellentem. iterum in nemore bruxellensi cum persequeretur vnum aprum ferocissimum, nam per multos dies quesiverat ipsum per nemora magnitudinis gratia, tamen ille aper habuit locum quemdam spinis fortissimum et altitudinem quamdam ualde repentinam et in cacumine vnam cauernam. cumque ipse porcus ante canes parvulos fugam (16 a) capere vellet, princeps euaginato gladio ipsum prosternere voluit, nesciens situm istarum spinarum nec cauerne. super istam horridam cauernam veloci cursu superuenit et prospiciens oculis post aprum nec cauernam considerans equum impellere voluit, qui aliquamdiu obstitit; tunc princeps calcaribus equum ita pressit, quod cum anterioribus pedibus descensum cadendi cepit. princeps cauernam animadvertens fuit attonitus, non tamen desperatus, nam animose potentia brachii equum retraxit et ad latus supra vnam paruam arborem proiecit, que et equum et principem sustinuit, et sic saluus ad consocios suos peruenit et per aliam viam secutus est aprum. sed vt ad alia redeamus. (16 b) quando fuit XVII annorum, res ardue sibi mouerunt animum et per dispositionem diuinam non obstante sua praua constellacione arma militaria cepit et armis summe incubuit. primo in quodam viridario ante faciem patris sui, Romanorum imperatoris, qui sibi alium robustiorem eo obuiam ire fecit, armati cuscuspidibus iussu imperatoris congressi fuerunt et ita fortiter se simul reperierunt, quod lancea Maximiliani in tres partes rupta fuit, alterius vero in duas partes fuit fracta et longe de equo prostratus. Et cum pater fridericus hoc vidisset, letus bone fortune tamen ex magno ictu aliqualiter attonitus, filium in presencia sua dearmari (17a) fecit et quamquam fortuna sui primi ictus fuit bona, tamen constellatio sua X diebus postea se mouens, cum alii duo hastis accincti simul luderent ad modum armorum et cum ipsi mutuo equitando errarent, equus vnus furiose processit ita repente, ut ipse cursor cum lancea capillos Maximiliani pertransiret, tamen ei lesionem in capite non fecit. paulo post ipse iuuenis princeps de ista mala fortuna non attonitus se secrete armari fecit et vocauit vnum de suis fortissimum et secum hastilusit et ita fortiter concurrerunt, quod vnus alterum interficere vellet, quod lancea principis fuit rupta et ambo scuta ex fortitudine ictus fuerunt deposita. tamen salui iterum equos ascenderunt. (17 b) princeps letus ex tali fortuna illum ludum continuavit sepius etiam, quam necessitas fuit, cum magno corporis periculo. illo tempore Arma contra karolum ducem burgundie, postea socerum suum induit. fuit autem illo anno sibi desponsata filia eiusdem ducis ante Nissam ciuitatem magna cum fortuna, quoniam ludowicus francorum rex mirabilia auro pro filio suo karolo attentauit. at maximilianus ei fuit prepositus cepitque omnium patriarum possessionem. Namque karolus burgundie audierat multa de indole optima ipsius Maximiliani, vnde eum pro filio adoptiuo habere voluit, non obstante discordia, quam cum patre friderico habebat, (18 a) quando querram coloniensibus intulit. intellegens hoc Episcopus metensis, qui affinis fuit ipsius Maximiliani, ducem accessit et imperatorem et ita ardue hoc matrimonium sollicitauit, quod postea consensu amborum parentum conclusum fuit inter dictum M., qui fuit xvij. annorum et filiam, que fuit vxiij annorum, et ambo se maxime dilexerunt, namque ipsa pulcherrima honestissima quoque fuit, ipse etiam iuuenis princeps decoram faciem longos capillos albos et membra subtilissima habuit. mox de karolo recedens ad imperatorem accelerauit, ut per tale matrimonium querra inter elvecios (18 b) Lotoringos et australes superiores cessaret, sed mala fortuna volente karolus ex hoc seculo discessit. tamen postea Episcopus et alius quidam prothonotarius ex mandato imperatoris negotium prosequuti sunt, dictam filiam per medium nouerce sue filie eduardi regis anglie, mulieris honeste et fama dignissime M. obtinuerunt et sic cum honesta societate magnatum et nobilium matrimonium personaliter consumavit. quando venit ad partes burgundie flandrie brabancie et alias fuit multum honorifice susceptus habuit illo anno filium nominatum philippum, qui hodierno die gubernat illas patrias domus burgundie (19 a) habuit quoque [eodem] alium filium, qui in iuuentute mortuus fuit Vnam etiam filiam nomine margaretam, que hodierna die feliciter Viuit. fuit desponsata karolo octauo francorum regi postea hunc filium Vnigenitum regis ferdinandi de hispania qui morte preuentus eam hodierna die Viuam et Viduam reliquit. cum itaque iuuenis princeps ad partes burgundie peruenisset vidissetque alium ludum hastarum in consuetudine esse, istum quoque addiscere anhelauit et in eo excellere voluit, non contentus communibus lanceis eas dupplicatas imo quadruplicatas habere voluit, pluresque interprisias ex fortitudine et agilitate corporis (19 b) sui habuit. primum ictum suum cum una arbore non scissa Vnum fortissimum de suis aduersariis in primis hastiludiis in terram cum potenciori equo in ista patria brabancia vno ictu precipitauit; lancea in tres partes. alterius in duas cecidit et galea principis ex illo ictu pene perforata fuit, nam ferrum errante scuto sibi fixum in galea remansit. sepius quidem hastiludiis in carnispriuiis ordinarie et alias eciam in trugis querrarum exercuit, numquam quoque persona sua damnum ex istis corporis cepit, sed plures lesiones. lusit quoque taliter usque in hodiernum diem, ut corpus in armorum gracilitate retineret, etiam sepius multum pompose centum et (20 a) viginti Vicibus, et raro vel numquam sibi Victoria defuit. Excogitavit etiam proprios ludos in armis, torneamenta querre agitauit et primus ad alemaniam adduxit et suos per hoc multum agiles in armis effecit.“

Wilibald Pirkheimer hatte nach dem Tode seines kaiserlichen Gönners dessen Memoiren vergeblich zu erlangen versucht[1]); vergeblich, wie Decius in seiner Vorrede zu de Roos' Annalen sagt, weil Joseph Grünbeck[2]) sie in seinen Besitz genommen habe: „quod autem unius Imp. Maximiliani primi, proavi tui dulcissimi ac omni laudum genere celebrandi res fusius caeterorum gestis explicatae sint, in causa est liber manuscriptus; in Serenit. T. Bibliotheca repertus, quo ipsius Divi Maximiliani commentaria, ab anno aetatis ejus XVII vsque ad annum quadragesimum sextum, continentur. Ea se Josephus Grunbeccius ex ipsius Imperatoris ore excepisse fatetur. Qui idem collecturam (ut vocat) gestorum Maximiliani adjecit, eique se familiarem fuisse scribit, et, ubi certe aliquid desideraretur, id ex iis sciscitatum affirmat, qui Maximiliani coëtanei seu cum ipso educati fuerunt. Continuat ille rem ab Anno Domini, Millesimo quadringentesimo, septuagesimo septimo, in quem inciderunt priores Maximiliani nuptiae, usque ad annum sesquimillesimum[3]).“ Grünbeck selbst spricht sich in seiner historia Friderici et Maximiliani über diese Dinge folgendermassen aus:[4]) „hec extant apud me eius ingenii monumenta, commentaria imprimis de rebus suis gestis, deinde libellus de naturis animalium et variis rerum experienciis, tum codicillus de prouerbiis et pleraque alia vaga scripta, que solitus est, quocumque tempore, quo sibi a rebus imperii necessariis tantum ocii concessum est, ludi tesserarum loco, precipua animi recreacione frequentare . . .“

Also Grünbeck will Maximilians Aufzeichnungen überkommen und zum Grundstock eines eigenen grösseren Geschichtswerks gemacht haben. Sein Manuscript ist uns leider verloren. De Roo (oder Decius) hat es gekannt und bei der Ausarbeitung seiner Annalen benutzt; bisweilen citiert er es sogar. p. 335 der Ausgabe von 1592 sagt er von der Schlacht bei Guinegate (1479): „In Maximiliani commentariis notatum

---

[1]) Vgl. p. 12.

[2]) Epistola Dedicatoria Ferdinando . . . . Conr. Decius p. 4 der Annalen Gerhard de Roos, Editio II. Halae Magdeburgicae ao. 1709.

[3]) Decius vermutet weiterhin, dass Grünbeck der Schreiber gewesen sei, dem Max in Gegenwart Pirkheimers seine Erlebnisse in die Feder diktirt habe.

[4]) Chmel, österreichischer Geschichtsforscher Bd. I. p. 92.

est, ad tredecim millia caesos, ac eius iussu sepultos esse, et inito numero, plures ex Gallis inuentos.“ Die Autobiographie weiss nichts davon, vgl. Schultz’ Weisskunigausgabe p. 434, wo die Schlacht ausführlich von Max geschildert wird. Weiterhin heisst es bei de Roo p. 364: . . . „Grunbeckius Jacobum de Gistellis, eique centum stipatores additos fuisse, dicit.“ Auch diese Angabe fehlt in den Handschriften. p. 407 berichtet de Roo: „Liber Grunbeccii manuscriptus, Brandesium narrat, accepta fide publica, ad colloquium vocatum, ipsum, et arcem dolo captum: quod si ita est . . .“ Das uns erhaltene Stück der Autobiographie (Schultz p. 445, 46), das den Schweizer Krieg behandelt, erwähnt diese Episode nicht. Aber auch andere Gründe sprechen gegen Grünbecks Behauptung. Wie Decius schreibt, begann das Buch mit Maxens Heirat; die Autobiographie widmet gerade seiner Jugendzeit eine eingehende Besprechung. Sie kann kaum viel weiter über den Schweizer Krieg hinausgegangen sein, da Codex 3302 schon vor diesem Krieg Halt macht. Grünbecks Angaben sind somit mit Misstrauen aufzunehmen.

Wir hatten p. 15 ff. gesehen, dass sich die Randnotiz auf Blatt 48 b der Autobiographie (Max. des St.-Archivs) nicht mit Pirkheimers Erzählung in Einklang bringen lässt, dass Pirkheimer in seinem Schweizer Krieg nichts von einer gemeinsamen Fahrt von Konstanz nach Lindau berichtet, dass bei Pirkheimer von einem Diktate die Rede ist, während die Randnotiz: „Ditz hat geschriben konig Maximilian an sand marien magdalene tag, als wir gein Lindaw furen auff dem podensee; den anderen taill lass eer mir ze schreiben,“ ausdrücklich betont, dass Max mit eigener Hand diese Aufzeichnungen gemacht habe und das Blatt 48 b in der That des Kaisers Schriftzüge trägt. Aber erregt nicht auch die Unbestimmtheit der Fassung der Randnotiz Bedenken? Was versteht der Schreiber unter dem anderen Teil? Pirkheimer spricht von den Erlebnissen eines Jahres, und die Fortsetzung der Schilderung, die 48 b bringt, hat Max auf fol. 49 a, vgl. bei Schultz p. 443, Zeile 14 ff., selbst aufgezeichnet. Alle diese Umstände legen mir die Vermutung nahe, dass die Randnotiz nachträglich dem Texte des Blattes 48 b zugefügt worden ist, und zwar mit Rücksicht auf den Bericht Melanchthons. Der Urheberschaft der Notiz scheint mir Grünbeck sehr verdächtig. Er, der kaum die Memoiren besessen hat, dem sie aber zugänglich waren, hat die Bemerkung eingeschmuggelt, um seinen Bericht, dass er zur Abfassung seines Geschichtswerkes Maxens Memoiren benutzt habe, dadurch glaubhafter zu machen. (Vgl. p. 15 ff.)

Kurz nach de Roos' Tod taucht die Autobiographie wieder auf. Franz Guillimann, der im Dienst des Erzherzogs Maximilian umfangreiche Studien über habsburgische Geschichte machte, hat die Bruchstücke gesammelt, herausgegeben und Maximilian zugeeignet: stilistisch redigiert und an den von Max vorgeschriebenen Stellen mit Zeichnungen versehen. Leider ist sein Werk verloren gegangen. Wir besitzen nur die Vorrede Guillimanns, die von Franz Gassler „nicht ohne Mühe aus dem sehr verworrenen guillimannischen Aufsatz abgeschrieben" worden ist[1]). Einige interessante Stellen aus ihr mögen hier folgen.

„Maximiliani I^{mi} abavi tui paterni Imperatoris vel hostium judicio et ellogio fortissimi atque glorisissimi, de vita sua et rebus gestis Commentarium ex ipsius manu scriptis schedis a me collectum, et picturis, ut voluit, et iussit, illustratum offero tibi, restituoque D^{ne} Se^{rme} Cui enim potius .... (fol. 45) variis enim quoque exercitiis pace belloque casibus, ubique te ita intrepidum .... ut fortunam, quam ipse modo monstrum, modo iniustam et instabilem, infamemque novercam appellitare solebat, infra te habuisse semper, neque expauisse unquam videaris .... Quanti Maximilianus I. Imp. historiae praecipue studium fecerit, quamque in eo frequentem et assiduum se praebuerit, testatur aliquoties isthoc in Commentario ipse de se. Neque sine caussa: (fol. 46) Hoc enim uno literarum genere duo parari felicitatis humanae maxima instrumenta Sapientiam et Prudentiam perspexerat, et istam politicae rei veram esse animam, reliquarum omnium disciplinarum regimen ..... (fol. 48). Non igitur absque ratione est, quod adfirmat Maximilianus sibi summe displicuisse, quod cum

---

1) Gassler, p. 42 ff.

institutor adolescentem potius animum adplicare ad poesin cuperet, quia, inquit de se, in historiis magnorum regum ac principum gesta intelligere ac addiscere magis voluit. Quantum postremo ipse (f. 49) in historiis profecerit, testatur iste luculenter commentarius, haut ille quidem magnopere elaboratus, utpote variis in locis, et (f. 51) saepius in castris, in itinere, in navi per diversas occasiones scriptus et confectus, sic- (fol. 52) uti ipsae ostendunt schedae, sed eo maioris laudis et admirationis, quod nullus Imperatorum aut Principum ab restituto in Occidente Romano Imperio quidquam simile sit ausus. Tentavit aliquid eius generis Carolus IV^{tus} sed stilo et modo multo rudiori, ut voluisse, quam potuisse potius videatur. Sed ut et illa, quae paullo obscuriora in hoc commentario sunt, clarius cognoscantur, Notas (fol. 53) addidi breves illas, quae lucem tamen adferant aliqualem."

Man hat wohl angenommen, dass Guillimann ein grösseres Material an Bruchstücken der Memoiren zur Verfügung gestanden habe, als es uns erhalten ist. Diese Annahme scheint ein Schreiben des oberösterreichischen „Schatz-Registatorambts-Verwalters" Joh. Ant. Kribel an Erzherzog Maximilian vom Jahre 1613 zu bestätigen, wo Kribel sich über Guillimanns Arbeit folgendermassen auslässt: „Tomus secundus hat de imperatoribus noch nit sonders vil, ohn allain was Guillimannus de Friderico tertio et Maximiliano primo (darbei auch das leben seines sons Philippi) allerhochlobseligister gedechtnus, dessen zwar ser vil ist, aus eur hochfürstlichen durchleucht teütsch geschribnem grossen buech [1]) extrahiert und anderwertsher, sonderlich aus der schatzregistratur colligiert hat, wie dann ich selbs ime ain grossen karnier vol schrifften, allainig vitam et gesta Maximiliani primi betreffendte, überhendigt, darundter etliche sachen, so bei kainem authore weder in manuscriptis noch excusis bissher haben mögen befunden werden oder künden, als da undter anderen seindt manus et annotata ipsiusmet Maximiliani imperatoris, so ir maiestet in navigio auf dem Bodensee von deroselben leben und geschichten ainsthails selbs geschriben und ainsthails

[1]) Ist Fuggers grosses Ehrenwerk.

dem secretario dictiert, nach welchen annotatis die scribenten vil und offt getracht, aber die nit bekhomen haben mögen, also hab ich ime auch den jenigen commentarium über höchstgedachts kaiser Maximiliani leben und geschichten, so eur hochfürstlich durchleucht er Guillimannus in seinem alhiesein underthenigist offeriert und gleichwol latinitate besser illustriert hat, gleichsfalls zuegestellt. Hiebei kan eur hochfürstlich durchleucht ich dannocht zu dero gnedigistem wissen undterthenigist anzumelden nit umbgehen, dass ich dise und sonst merkhlich vil schriffte, merhöchstermelts kaiser Maximiliani ganzes leben und regierung im reich und dessen erblanden betreffendt, aller dienstlicher orten und registraturn her ganz angelegnen fleiss aufgesuecht und zusamen getragen dess vorhabens dieselbige meinem geringfüegen verstand nach in ain historische ordnung zu bringen und eur hochfürstlichen durchleucht underthenigist zu dedicieren. Weilen aber Guillimannus eben under dessen in eur hochfürstlichen durchleucht bestallung und hieher khomen, hab ich ime als bestelltem historiographo Austriaco dieselben alle zuegestellt, welche sachen und schriffte er vermuetlich mit denen aus bemeltem grossen buech aussgeschribnen noch conferieren und was daselbs abgengig, darvon erst hieher applicieren wöllen [1]."

Kribel hat hier ausser den lateinischen Memoiren auch den Weisskunig im Auge. Die Ersteren (die Originalbruchstücke in den Maximiliana des Staatsarchivs, sowie Codex 3302 der Hofbibliothek) haben wohl schon zu Kribels Zeit kaum einen erheblich grösseren Umfang gehabt, als das auf uns Gekommene darstellt, das geht aus einer Eintragung in ein Verzeichnis der von der oberösterreichischen Schatzregistratur an Guillimann zu entlehnenden Handschriften hervor [1]: „Kayser Maximiliani primi zu Österreich lebens beschreibung lib. 5 fol. 104 von der geburdt an, auch etlicher volbrachter khriegs belegerungen und schlachten"; sowie aus dem Originalvermerk im Schatzarchiv-Repertorium V. Bd.,

---

[1]) Ich verdanke die Mitteilung dieser Eintragung dem k. k. Statthaltereiarchiv zu Innsbruck.

S. 104: „Ain lateinische beschreibung des lebens kaysers Maximiliani primi von der geburdt an, auch etlicher volbrachter khriegs belegerungen und schlachten. Das mehrer aber wirdt manglen.“

Die Originalbruchstücke führen ihre Erzählung auf 10 Folien 14 Jahre weiter als 3302, von 1485 bis 1499; freilich in äusserst abgerissener Weise. Dass 3302 schon Anfang des 17. Jahrhunderts denselben Umfang gehabt hat wie heute, scheint mir seine Abschrift, 26. des Staatsarchivs, zu zeigen, die genau denselben Umfang hat. Immerhin mögen schon früher einige Schlussblätter verloren gegangen sein. Oder sollte der fragmentarische Charakter jener Stücke den Redaktor veranlasst haben, sie zu unterdrücken?“

Drittes Kapitel.

ASTROLOGISCHE UND MYSTISCHE IDEEN.

Kaiser Max hat den Glauben an die prophetische Kraft der Sterne gleichsam mit der Muttermilch eingesogen. Friedrich III., sein Vater, war ein eifriger Astrolog und Chymist; nach der Geburt des Prinzen hat er nichts eiligeres zu thun, als demselben mit Hilfe seiner Gelehrten das Horoskop zu stellen[1]). Später spielt unter den Disziplinen, in denen der junge Weisskunig unterrichtet wird, auch die Astrologie eine wichtige Rolle. Was Wunder, wenn diese Eindrücke den Geist des Fürsten, der ohnehin zu mystischen Ideen neigte, sein ganzes Leben nicht losgelassen haben! Maxens Biograph, Heinrich Ulmann[2]), unterlässt es daher nicht, zu betonen: seinen „lebhaften Antheil an Vorgängen, wie den Kreuzfall von 1503, an blutschwitzenden Dornenkronen und ohne Nahrung heilig lebenden Jungfrauen, sowie seine ostentative Betheiligung an der Erhebung des ungenähten Rockes Jesu Chr. zu Trier 1512. Hierin, wie in einem nahezu fatalistischen Glauben an den Einfluss der Gestirne aufs menschliche Leben zahlte der geistreiche Fürst dem Aberglauben des Zeitalters seinen Tribut“. Ulmann bemerkt sodann über die lateinische Autobiographie des Kaisers[3]): „Am Interessantesten ist bei Weitem die Auffassung, wonach, trotz der Ungunst der Gestirne bei der Geburt, Gottes Gnade den Helden durch alle Gefahren hindurch geleitet. So erinnert schon manches an den Theuerdank: die „disfortunia“, die eine grosse Rolle spielen und dort im „Unfalo“ personifiziert sind; ferner die durch untreue Räthe oder böse Bundesgenossen erlittenen Nachtheile,

[1]) Vgl. W. K. S. 49, Zeile 26 ff. [2]) II, S. 727. [3]) II, S. 745.

in denen man das Vorbild zum „Neidelhart“ erblicken kann. Zum „Fürwittig“ (der nach den neuesten Forschungen übrigens auch erst in dem spätesten Entwurfe des Theuerdank [nach 1512] auftritt[1]), findet sich hier bezeichnender Weise kein Analogon. Dafür macht sich eine gewisse Tendenz, wenn auch nur schüchtern geltend, das Dasein des Helden und dessen Bewahrung ins Gebiet des Wunderbaren zu rücken“. Den mystischen Charakter des Teuerdank hat bereits Uhland erkannt[2]; für den Weisskunig hat denselben Grundgedanken Liliencron in Raumers historischem Taschenbuch 5. Folge 3, 321 nachgewiesen; den Beweis dafür, dass diese Beeinflussung auf Max selbst zurückgeht, hat Laschitzer in seiner Einleitung zu seiner Teuerdankausgabe erbracht durch Mitteilung eines Fragments des jetzigen Codex 2834 der Hofbibliothek[3]). Dieses Fragment rührt zum Teil von der Hand des Kaisers selbst her und führt als Teil des Plans zu dem Werk unter anderem an: „dy predig, warum fictory contra furbittich, Vnfalo, Neydlhart. In fine deuocio mystica“, woraus unwiderleglich hervorgeht, dass Max dem Teuerdank dieselbe Idee zu Grunde legen wollte, die seine Autobiographie so durchgehend beherrscht. Kein anderes Werk zeigt sie so deutlich wie dieses, sein ältestes; sie wagt sich keineswegs bloss schüchtern hervor, wie Ulmann meint, sondern jede Fährlichkeit, in die der Held gerät, wird ausdrücklich auf die Ungunst der Gestirne zurückgeführt, die Rettung aus der Not dem Eingreifen Gottes zugeschrieben. Hören wir den Kaiser selbst. „Natus fuit iuvenis princeps ille in mirabili hora sue constellationis, unde multas passiones usque in hodiernum diem sibi et diffortunia sibi habere necessarium est, quamquam [s] persona sua de periculis [de] corporalibus deus semper eum custodivit[4]) . . . . Ergo notandum in posterum est semper [deum et econtra] deus misericors et e conferso spiritus malus constellacionis sue.“ Max[5]) unternimmt es sodann, an der Hand einer ganzen Reihe von gefährlichen Episoden — aus seiner Jugendzeit vorzüglich,

---

[1]) Vgl. dagegen Kap. 4. [2]) Schriften zur Gesch. d. Dichtung u. Sage, Bd. 2, S. 281 ff. [3]) fol. 132. Laschitzer S. 65. [4]) Schultz, S. 423 ff. [5]) 423. 23 ff.

aber auch das Jünglingsalter geht nicht leer aus — dieses nachzuweisen. Die einzelnen Geschichtchen sind für uns umso interessanter als sie uns zeigen, wie die Teuerdankabenteuer ohne Einkleidung und in weniger unvollkommener Form sich ausgenommen haben würden. Schon die früheste Jugend des Kaisers hat keinen Mangel an solchen Gefahren. Die Schrecken der Belagerung der Stadt Wien durch Herzog Albrecht bringen zwiefältiges Unheil: Max und seine Eltern entgehen mit genauer Not einem Geschoss; die Entbehrungen, die er dort gelitten hat, das Übermass, das ihm zur Entschädigung gegönnt war, veranlassen das Leiden, das ihn scheintot darnieder wirft. Die verzweifelte Mutter sinkt nieder zu inbrünstigem Gebet und: „divino [ac] tanquam miraculo puer iste aliqualiter spiritum iterum viventem cepit. Tamen a vide dingnis in feritate percepi, quod [hoc] ea vita istius pueri plus fuit ob misericordiam dey quam naturaliter .... imperatris Leonora .... quamquam in morte non pollet miraculis, tamen verisimile eritt, quod aduc pollet, quia insingnia satis adsunt[1])“. Aber nicht allein Leonore wird wie Max in eine höhere Sphäre erhoben, sondern auch dessen Gattin Maria: „in agone mortis miraculis polluit“. (Weisskunigausgabe von Schultz .... S. 432, Z. 41.) Maxens unglückliche Konstellation wirkt weiter. Der junge Prinz sitzt mit seinem Lehrer Petrus Paseil (Engelbrecht) in einem Turm; ein Wetter zieht auf und ein gewaltiger Blitzstrahl spaltet die Wand des Turms, trifft den Tisch, an dem der Knabe arbeitet. Der Lehrer „atonitus“, kann kein Wort hervorbringen; als er zur Besinnung kommt, tritt ihm der Knabe entgegen: „tanquam nichl attonitus magistrum aloquens ridendo“. (S. 424. 31 ff.)

Ein andermal hat der kleine Max seine Kanone, die ihm als Spielzeug geschenkt war (vgl. die Abbildung p. 53 der Schultzschen Weisskunigausgabe), mit Kriegspulver, das er sich heimlich zu verschaffen gewusst hatte, vollgepfropft; gerade als er sie abfeuern will, kommt jemand herzu, bemerkt was vorgeht und wendet das Unheil ab. (S. 423. 40 ff.)

„Paulo post puer ille anno sequenti iterum [fortuna sua est] singnum [mal] extraneum nativitatis sue sibi alterum

[1]) Bei Schultz S. 424. 23 ff.

maximum periculum etatis sue attulit[1])". Max reitet über eine morsche Brücke; sein Pferd bricht mit einem Fusse durch; der Diener, der das Pferd führt, vermag dem Übel nicht zu steuern; nur mit Aufgebot aller seiner Kräfte kann sich der Knabe im Sattel halten und dadurch vor dem Sturze ins Wasser bewahren. „Et sic dominus deus puerum ipsum usque ad annos etatis sue. X. incolumen minantibus astris servavit"; aber auch später, als er „iuveniles annos ulterius moralitates mundy ad discendum desideraret, evenerunt sibi iterum vere [omnia contrarie usque] multa adversaria tamen etsiam mangne glorie de minore usque ad sumum...."[2])

„quando fuit XVII annorum, res ardue sibi mouerunt animum et per dispositionem diuinam non obstante sua praua constellacione arma militaria cepit et armis summe incubuit...." und weiterhin: „quamquam fortuna sui primi ictus fuit bona, tamen constellatio sua X diebus postea se mouens...."[3]) Max sieht einem Turnier zu, das Pferd eines der Kämpfer geht durch und dessen Lanze durchbohrt das Haar des zusehenden Fürsten, natürlich ohne ihn zu verletzen. Weniger direkte Anspielungen bringt die Darstellung der Kriege. Eine deutliche begegnet uns noch S. 433: „Quod omnia ita evenerunt per fortunam mirabilem, ut postea declarabo. Iterum ex vigo(re) [pess] mirabili periculose constellacionis ipsius principis." (Zeile 8 ff.)

Astrologie und christliche Mystik sind in Maxens Seele in ein untrennbares Durcheinander zusammengeflossen. Wie die überwiegende Zahl seiner Zeitgenossen, wie noch der fromme Melanchthon, sah er die Lehren der Sterndeuter als eine Offenbarung göttlichen Willens dem Menschen gegenüber an. Ein Komet, der zu einer ganz anderen Zeit auftauchte[4]), wird der Bestimmung des jungen Fürsten dienstbar gemacht, ein vertriebener Fürst aus Siebenbürgen weissagt wie Simeon im Tempel. Und[5]) „auf den tag und die stund der geperung des kinds, da erschain der obberuert comet vil grösser, dann gewondlichen ist, und gab von ime ainen lautern liechten

---

[1]) Schultz' Weisskunigausgabe S. 424. Z. 38 ff. [2]) Schultz 424. 46 ff. [3]) S. S. 27 ff. [4]) Schultz S. 452. [5]) Bei Schultz S. 49. 2 ff.

gelanz. Wiewol die comet albegen dem herzn swermuetig sein zu sehen aus viel ursachen, so was doch diser comet mit seinem schein fruntlich anzusehen, nemlich das ain jegelich herz sich zunaiget in die sehung des comets, das dann ain besonder einflus, zaichen und offenbarung des kinds gepurt gewesen ist . . . . Als nun dasselb kind gepornen was, da nam der comet zustundan mit seinen schein widerumb ab, daraus wol zu erkennen ward, das derselb comet ain zaichen was des kinds kunftig regirung und wunderlich sachen, und der vertriben furst erkennet durch den comet, das sein red durch des himels einfluss bestät wurde." Max geht noch weiter: „Ains wil ich offenbaren[1]), nämlich als diz kind zu seinen jaren und in sein regierung kam, was er der sighaftigist und streitparist, und sein antlitz anzusehen, war er der guetigst, das doch an ainem streitpern und an dem allerstreitperisten wunderlichen zu sehen ist. Aus dem ist zu vernemen des cometen tapfere und offenbare erscheinung und das guetig ansehen der kunftigen bedeutung. Nota, das sich des kunigs antlitz mit dem senften angesicht vergleicht". Max hat einen unerschütterlichen Glauben an seine göttliche Sendung. Alle Gefahren, die er erleidet, bestärken ihn nur in diesem Bewusstsein. So ist es „nit ain klain anzaigen gewest seiner kounftigen maiestat, do der lew ausgebrochen"; alle Welt rettete sich, auch die Wärterin des kleinen Max, der dritthalb Jahr alt war; „aber do der lew zu dem kind nahet und sein das kind begert, sagt man, wie der lew vor im sich nidergelegt und gelitten auf in ze steygen, der kainen andern menschen noch seinen maister leyden mocht[2])".

Gerade während der Regierungszeit dieses frommen Fürsten ist der Himmel nicht kärglich gewesen in Wundern und Zeichen; ein sehr interessanter Codex der Hofbibliothek zu Wien, 4417*[3]), hat uns jene überliefert. Die mit hübschen kolorierten Zeichnungen versehene Handschrift hat Jakob Mennel zum Verfasser und beschreibt die Wunder von Alexander d. Gr. bis auf Max; Kreuzlein, die vom Himmel

[1]) Vgl. den Wortlaut mit Autobiographie (Schultz) S. 432, Zeile 17: „Unum declarabo". [2]) Codex 2892 fol. 11 a, Schultz S. 452, zu S. 47.

[3]) Bd. III, S. 263 der tabvlae der Akademie.

fielen, tätowierte Betrüger, die vorzüglich Passionszeichen an ihrem Leibe trugen, stehen im Vordergrunde. Eine umfangreiche Abhandlung Mennels schliesst die Handschrift. Mennel kommt natürlich zu dem Ergebnis, dass die Kreuze eine Mahnung Gottes seien. (Jedenfalls dieselbe Naturerscheinung, die vor Jahresfrist namentlich in den Mittelmeerländern beobachtet wurde.) Man vergleiche hierzu J. Fr. Picus von Mirandula, Staurostichon. de. mysteriis dominicae crucis ... (1503) ... ad Maximilianum Augustum, Freher-Struve II, fol. 493 ff., das demselben Gedanken Ausdruck verleiht.

„Gott hat" Maximilian, „seinen Gesalbten, behalten," damit er sein Werkzeug sei im Kampfe gegen Unglauben und Laster der Welt, seinen Untergebenen ein herrliches Beispiel[1]: ... „die krieg, die er auf diese(l)b zeit gefuert hat, die hat er aus not thuen muessen, dann ime durch verhengnus gottes, die pöss welt zu strafen, söliche widerwärtigkayt auch durch der seltzamen welt verachtung beschechen und zuegefuegt worden ist." Um imstande zu sein, einen so hohen Beruf auszuüben, musste er erst durch Versuchung geläutert werden, das gute und das böse Princip in seiner Brust zum Austrag kommen. Der Teuerdank stellt diesen Kampf, der an die Versuchung Christi erinnert, im Kapitel 10 dar; der Weisskunig in dem Abschnitt: „Wie der Jung Weyss kunig lernet die Schwarzkunst[2]." [4]) Die Autobiographie schreibt kurz[3]): „Volens etiam percunctari secreta mundi didicit artem Nigromantiae, quam tamen nunquam voluit prosequi, eo quod ab ecclesia prohibita est et homini multum periculosa in corpore et anima." Der gelehrte Doktor des Teuerdank, der nur durch seine Hühnerfüsse als der Böse kenntlich ist, wird im Weisskunig durch ein altes Weib vertreten, eine rechte alte Hexe, der ein phantastisches Tierscheusal in der — Weise der damaligen

---

[1]) Weisskunig, Schultz S. 176 Zeile 5 ff.

[2]) S. 66 der Ausgabe von 1775.

[3]) Bei Schultz S. 425. Z. 26 ff.

[4]) Vgl. auch Cuspinian, De Caesaribus S. 486 „... vt olim Hercules, qui relicta voluptate, laborem sequutus est per saxa per ignes".

Maler — im Nacken sitzt. Diesem Attribut entspricht beim Widerspiel des Zauberweibes, einem ernsten Mönch mit der Bibel unter dem Arm, ein englischer Geist (ganz in der Weise des Engels des Kapitels 113 des Teuerdank), der über dem Geistlichen in den Wolken schwebt. Das Rüstzeug des bösen Geistes im Teuerdank ist ein Buch, das er in der Hand hält; zwei Bücher, die von zwei Sternen des Himmels an langen Ketten herabhängen, veranschaulichen im Weisskunig die heilige und dieser entgegengesetzt die Wissenschaft der Hölle. Der Schwarzkünstler, den Max durch seine spitzfindigen Fragen in Verlegenheit setzt, beugt sich, ein gewaltiges Buch in der Hand haltend, zu seinem sehr jugendlichen Schüler herab. Die Tracht des Hexenmeisters ist dieselbe wie die des höllischen Geistes im Teuerdank, die der Gelehrten, langer Talar und Barett. Das Argument, mit dem der junge Weisskunig den Schwarzkünstler abtrumpft, ist schon dasselbe wie das des Verfassers des Faustbuches[1]): es ist nur ein Gott, darum ist die schwarze Kunst eitel[2]).

Die Disputation im 10. Kapitel des. Teuerdank erinnert lebhaft an die Kampfgespräche der Zeit. Max liebte religiöse Auseinandersetzungen. Vgl. Cuspinian, De Caesaribus, S. 486: „De rebus sacris nonnunquam acriter, sed non sine lumine (vt Pythagoras docuit) disseruit.“ Der Zufall hat uns ein solches Diskussionsthema erhalten; es findet sich fol. 91 eines Gedenkbuches aus den Jahren 1505 bis 1508, herausgegeben von Primisser, Taschenbuch für die vaterländische Geschichte, 1824. Dort heisst es unter der Rubrik „Denkherey“:

J. O M	d. M.
Joui optimo maximo	dijs manibus
verdampt	behalten[3])

kun. Mt. sol das disputirren.“

[1]) Historia D. Fausti des Zauberers, hrg. von Milchsack, Vorrede S. 5.

[2]) Weitere Berührungen des Kap. 10 mit dem Weisskunig siehe S. 67 der Ausgabe von 1775.

[3]) Vgl. übrigens wegen „d. M.“ Crusius, Annales suevici, II., Frankfurt 1596, S. 495, Peutinger und der Sarg des hl. Zympertus.

Maximilian scheint nicht unbedeutende theologische Kenntnisse gehabt zu haben. Er spricht Weisskunig S. 56 über diese Dinge[1]). Der junge Weisskunig... „lernet in der heiligen schrift dermassen sovil, das er vilmalen seinen maistern frag furleget, die sy ime nit verantwurten kunten; wiewol er in dem rechten grund der heiligen geschrift genugsamlichen gelert was, so ubertraf dannoch sein verstand, den ime got geben het, die lerung; das mag aus dem genommen werden, das er seinen maistern dermassn frag furleget, die sy ime nit kunden verantwurten." Ob Max hier auf seine Unterredungen mit Trithemius, Zasius, Geiler anspielt? Siehe über diese Ulmann II, S. 725, der dort auch über die Absicht des Kaisers spricht „die religiösen Geheimnisse dem populären Verständniss näher zu rücken"[2]). Ob diese Bestrebungen etwas zu thun haben mit dem Fragment, das in einer Abschrift des Blotius als Teil des Sammelcodex 9027 der Hofbibliothek auf uns gekommen ist? Der Entwurf, den Chmel in seinen Handschriften der Wiener Hofbibliothek I, S. 539 erwähnt, enthält als Blatt 112—122 des genannten Manuscripts: „Maximiliani eius nominis Imperatoris Romanorum Primi, Scripta quaedam adversaria ipsius manu, memoriae caussa, rudi quadam Minerva exarata, ad vitam pie et innocenter transigendam pertinentia, mense Novembri A°. 1579. ex autographis descripta. (Ab Hugone Blotio,

---

[1]) Zeile 17 ff.

[2]) Vgl. auch Anm. 1 und 2 bei Ulmann S. 726. Die Stelle bei Faber (Freher-Struve II S. 724): „Quid vel arcani vel mysterii in divinis literis comprehensum, quod ipsum latuisset? Voluit maiestas sua (dum adhuc viveret) nescio quae arcana, paucis aut nullis hactenus pandita, in lucem prodere". Veith nennt unter den Werken Peutingers, die die Bibliothek des Jesuitenklosters zu Augsburg enthielt, einen „Codex, quem Peutingerus inscripsit: Consultationes nostrae; quas inter memoranda maxime videtur: An arcana fidei sint publicanda . . . ao. M. D. XVII. X. Kal. Decembr. Incip.: Maximilianus concepit pro totius christianae religionis bono, et omnium Fidelium salute de fidei orthodoxae arcanis non nulla edere, ita vt simplicissimus quisque arcana huiusmodi intellegere possit. Super qua re Maiestas sua Rmi Matthaei Langii Tit. S. Angeli Cardinalis, Gurcensis et Ecclesiae Salisburgensis Coadjutoris, Joannis Eckii et Chuonradi Pevtingeri consilio vti voluit. reliq." (Veith, hist. vitae Peutingeri S. 108.)

J. U. D. Consiliario et Bibliothecario Caesareo [1]).“ Die Handschrift giebt an die üblichen Andachtszeiten des Tages anschliessend eingehende Vorschriften für die Art der Erbauung und führt die dazu bestimmten Gebete an. Am bezeichnendsten für den wirklich religiösen Sinn des Verfassers scheint mir die Einschärfung fol. 123b: „Nam si tibi non caues a peccatis et opera misericordiae facis Nil tibi nec orationes nec alia bona opera prosunt“, ein Zeichen, wie hoch die ethischen Anschauungen Maximilians über der landläufigen Moral der Kirche seiner Zeit standen, vielleicht nicht ganz unbeeinflusst von den neuen Wittenberger Ideen.

Max hatte einen unzerstörbaren Glauben an seinen Beruf, Gott ein Werkzeug zu sein. Aber diese Anschauung hat sich nicht auf ihn beschränkt. Nicht nur in liebedienerischen Humanisten- und Höflingskreisen finden wir das Vertrauen an seine Auserwähltheit, gerade im Volke lebte dieser Glaube. Wir besitzen interessante Zeugnisse für ihn. Vgl. Liliencron, Historische Volkslieder, III, Nr. 307a, Strophe 4:

„Keim babst so heiligliche,
auch keim bischof so zart
der rock volkumenliche
geoffenbaret ward,
als Kaiser Maximilian
der in auch hat erhaben
mit anderm heiltumb fron.“

Jörg Kirchmairs Darstellung des Lebens Maxens ist ganz von diesem Gedanken durchzogen: „durch sonnder Verfuegung gots“ ist „diser loblich Fürst Maximilian geboren“, „Ain ertzhertzog zu osterreich“. (Font. rer. Austr. 1. 1. 421.) Wir verstehen es deshalb sehr wohl, wenn der Kaiser den Teuerdank, die Darstellung seines Erdenwirkens mit der Überzeugung von seiner göttlichen Sendung erfüllt hat und Andere, die nicht so berufen erscheinen, warnt:
(Kap. 111, 32ff):

„Kheiner well sichs mer vnderstan,
Solich sach dem Helden nachzůtan,

---

[1]) Hr. Dr. Gottlieb gedenkt, wie er mir mitteilte, die adversaria im 2. Bd. seiner ambrasischen Handschriften zum Abdruck zu bringen.

Dann solt eim zůsteen souil vnfall,
Als Im, Er wer zůtausentmal
Beschediget oder gar todt.
Welher nun nit volgt meinem rat,
Gen dem will Ich embrochen sein.“

Sein Glaube hat ihm über alle Anfeindung hinweggeholfen:

„... gar vleissig alle tag mit Innikait
lobet got seinen Enngel vnd maria die maidt
darumb Ime got albegen sein leben hat gefrist
wider der pösen welt betrug vnd arge list.“

(Handschrift 2867 der Wiener Hofbibliothek fol. 23.)

Selbst die Elemente treten für ihn ein; Neidelhart hat ihm Selbstgeschosse gelegt, da

„... hat ietz zu diser frist b,
Wen es schon vein wetter ist a,
Geregnet wol drey oder vier tag
Das ich nit anders dennckhen mag
Das die planettń all gemein
All wurchen nach dem willen sein
Dye gewolkhen in den lufften hoch
Dy witterń seinem willen nach ...“

(Handschrift 2889 der Hofbibliothek zu Wien, fol. 37a;
Kap. 95 Vers 208ff. und 96 Vers 108ff.)

Durch Gottes Gnade hat Max die Krone der weltlichen Ehren errungen, aber er wusste es wohl, nur deshalb hatte ihn das Geschick erhalten, damit er sich durch Sankt Jörgens Reise auch der himmlischen Ehrenkrone würdig mache. Vgl. Kap, 116, 93ff.:

„Gelaubt, wo Ich ein andern mocht
Finden, der zů solher rays docht,
Ich wolt Eüch nit lassen von mir.“

Und Kap. 115 Vers 86ff:

„Der Held sprach: „heiliger Engel gůt,
Ich hab verstanden Ewr leer
Vnnd gelaub ye lennger, ye mer,
Das Ir seyt von got ein gůt geist,
Das Ir mir den rechten weg weist,
Zeigt mir vil heimlicher sach an,
Die sonnst hat gewist nye khein Man,
Darumb Ich Eüch billich volgen sol....“

Vers 122: „Helft den armen Cristen allen,
Fůrt wider Ire veindt den streit,
Got Eüch darzů glück vnnd sig geit.
Beschliest Ewr alter mit anndacht,
Dardurch Ir Eüch im himel macht
Ein ewig wesen vnnd den lon
Vnnd tragt hie auf erden die Cron
Der ern vnnd loblichen manheit.“

Im „beschluss“ (Haltaus S. 181) „diser History von dem Mandlichen vnnd gluckhafftigen Held Tewrdannck“ bekräftigt uns der Berichterstatter zuguterletzt noch einmal:

„Ich glaub, got hab im anfanng gewist,
Das er durch disen khüenen Heldt
Wel würcken noch in diser welt
Vil sach, der Cristenheit zůgůt,
Darumb Er biszher hat behůt
Den Held vor aller diser not,
Sonnst wer Er lanngst gelegen todt
Vnnd in khein weg moegen vberstan
Die geferlicheit, so dem Tewrn Man
Zůhanden stets geganngen sein.
Got behüet hinfür den herrn mein,
Wie Er biszhiher hat getan,
Damit wir In noch moegen han
Ein lange zeit hie auf der erd!
Wir bedürffen des Helden werd,
Als wol yetzo die sachen stan
Vnnd in der welt durch einander gan.“

Vgl. auch Weisskunig S. 52, die Weissagung des Fürsten von Siebenbürgen (Zeile 8 ff.):

„Also hab ich das kind . . . aus der tauf gehebt, der mich durch sich oder sein frucht gegen meinen veinden, die mich vertriben haben, rechen und die Turken mit streitperer hand diemuetigen wird.“ „Dise wort bedeuten kunftig auslegung, die noch beschehen werden mit warer tat.“

Kapitel 117 weist einen Holzschnitt auf, der Max mit der Kreuzesfahne an der Spitze seiner getreuen Mannen auf dem Zuge gegen die Ungläubigen zeigt; Codex 2889 beschreibt sogar seine Ausreise, fol. 53, 54. Aber die Weissagungen haben sich nicht erfüllt; die Blätter, die der Teuerdank für die Kreuzfahrt aufsparte, sind unbeschrieben geblieben. Der „miles Christi“ hat das Schwert, das ihm der Statthalter

Christi, Papst Leo, verlieh [1]), nicht gezogen. Der alte Neidelhart, wieder zum Leben erwacht, hatte die Romfahrt von 1506 verhindert; der Tod raffte den Kaiser hin, ehe er an die Verwirklichung der Träume von Sankt Jörgen Reise denken konnte.

So stark Max im Glauben war, so verrannt war er andererseits in den astrologischen Aberglauben. In fünf Artikeln stellt Max in dem interessanten Kapitel des Weisskunigs vom „geheim wissen, vnd erfarung der welt" die Summe seiner Weisheit zusammen: der Erste betrifft die Allmacht Gottes, gleich der Zweite betont den Einfluss der Planeten. Das folgende Kapitel bespricht die „kunst des sternsehens": Er „gedacht" „in Im selbs, wie Ime kunftigclichen notthun wurde, die Stern vnd einflus, mit Irer wurkung zuerkennen, sonst mocht Er die Natur, der menschen nit volkumenlich erlernen, das Im in den haimlichen wissenn, der erfarung der welt, ain mangl sein wurde .... vernam gar aigentlichen, des himel Einflus, vnd der Stern wurckung, davon die menschen, Ir Natur vnd wesen emphahen, Auch die ordnung vnd Zirckl des himels, ... vnd in kurtzer Zeit lernet Er dieser kunst genugsamen grundt ... nach sölichem fraget der Doctor den Jungen weissen kunig, ob Er zugäb die wurckung des gestirns, das thet Er aus der Ursach, sich an Ime zuerkundtn, ob Er in der kunst den grunt het gelernt, Darauf gab der Jung weiss kunig dem Doctor, die antwurt Mein vater ist ain kunig, vnd Regiret sein volckh, durch seine hauptleut, Cantzler, Rät, vnd dienner, aber den gewalt, hat Er in seiner handt, Alsopalt der doctor von Ime die Redt gehört ... vnd der Jung weiss kunig bestättet dise seine kunst, in seinen Jaren, in seiner Regirung, Dann wann Ime ain grosse sach furfiel, so Eylet er nit, sonndern handlet darynnen, nach zugebung vnd erleidung der Zeit, die dann je zu zeiten langsam kumbt, das wider der menschen gemuet ist, wann manicher mensch kumbt in ein Unfal, durch sein gahe handlung, Das der Jung weiss kunig verhuet hat, Ich nenn vnd haiss den Jungen weissen kunig, in seiner hand-

[1]) Vgl. Jac. Manlii Historia coll. card. dign. in Alb. Mog. II. Verleihung des Schwerts und der Lanze, Freher-Struve II, S. 714 ff.

lung nit ein mensch, sonnder Ich hais Ine die Zeit, Aus ursach Er hat gehandlt, das der Menschen gemuet ubertrifft, vnd sich der Zeit geleicht..." (Ausg. 1775 : 65 ff.; Schultz 62.)

Dieser sehr wichtige Bericht besagt nicht weniger, als dass Max vor grossen Unternehmungen die Sterne zu befragen pflegte. Nicht allein Männer aus seiner näheren Umgebung wie Stabius und Grünbeck, wie Collimitius wurden für diese Zwecke in Bewegung gesetzt[1]), der Kaiser unterhielt auch mit namhaften auswärtigen Astrologen Verkehr. In den Niederlanden scheint er namentlich aus Löwen seine Auskünfte bezogen zu haben, s. S. 4 des Prognostikons des Paul von Middelburg, Löwen, 1484. Am 30. Januar 1500 werden „Benedicten Katzennloher fur ain drinkhgeschirr, so die kgl. maj. von im genomen und dem astrologus von Maylanndt geschenkht hat, 33 guldin reinisch" angewiesen[2]). Vielleicht trägt dieser Umstand, dass Max sich bei wichtigen Entschliessungen von der Stellung der Gestirne beeinflussen liess, dazu bei, uns manches Widerspruchsvolle seines Charakters zu erklären, namentlich bisweilen das Schwankende seiner Politik.

Kaiser Max hat uns im Weisskunig seine Konstellation überliefert.[4]) Ein schöner Holzschnitt S. 23 b des Codex 3034 ist ihr gewidmet. Das Bild führt uns Merkur und Mars in den Wolken einander gegenüberstehend vor. Merkur trägt als Attribute Flügelschuhe und Flügelhelm; seine Kleidung ist die der Zeit. In seiner Rechten hält er einen Beutel mit Geld; seine Linke trägt ein Rad, das oben und an den beiden Seiten Buchstaben zeigt: rechts ♌ [3]) links B und oben G. Merkur tritt Mars in kriegerischer Haltung gegenüber,

---

[1]) Ranzovius, catalogus ... S. 179. „viros ... Mathematicae disciplinae doctissimos.... Stabium Caesareae Maiestatis a secretis, et plerosque alios magni Mercurini Comites, qui in totius naturae mysterijs adoleverunt, et vero praesagio noverunt..., id est, quae sunt, quae fuerunt, et quae futura trahentur." Rantzau entnimmt diese Nachricht dem „auctor libri Germaniae Exegesis".

[2]) Jahrbuch der kunsthistorischen Sammlungen des ah. Kaiserhauses 3; Veröffentlichungen von Urkunden des k. k. Reichs- und Finanzarchivs (Gedenkbuch 7, f. 14[1]) S. VI, Nr. 2260.

[3]) Wohl das Zeichen des Löwen. [4]) Schultz S. 63.

seine Erscheinung — er ist völlig gewappnet und trägt eine Sturmhaube — zeigt grosse Ähnlichkeit mit der typischen Figur des Neidelhart im Teuerdank. Die Rechte des Gottes hält einen Bogen; seine Linke hat soeben auf Merkur einen feurigen Pfeil abgesandt, dessen Ende freilich die angezogene Sehne noch nicht verlassen hat. Die niedere Region führt uns eine ausgedehnte Landschaft vor Augen; im Vordergrunde steht auf einem Gestell ein Rad, das dem Merkurs völlig entspricht; der Fuss des Gestells ist wie die Füsse des Kriegsgottes in Flammen gehüllt. Das untere Rad ist durch eine Kurbel drehbar. Vor ihm erblicken wir den jungen Weisskunig in sinnender Haltung. Der Holzschnitt findet auf S. 23 b der Handschrift 3034 die Erklärung: „Wie des Jungen Weysen kunigs planeten ascendentes / Mercurius vnd Mars Ine geweist haben auf ain geluck Radt. [[1]) Nemlich im Tewrdanckh.][2])" Somit ist Edmund Weiss' Annahme, dass der Geharnischte den Schützen darstelle, hinfällig.[3]) Der Kaiser ist nicht, wie Weiss meint, zwischen 10 und 12 Uhr nachts geboren. Grünbeck, dessen historia Friderici et Maximiliani Max selbst mit Randbemerkungen versehen hat, sagt dort: „Natus est anno paterni imperii tredecimo, natalis Christi nono et quinquagesimo supra millesimum atque quadringentesimum non longe post expugnacionem Constantinopolitanam, vndecimo kalendas aprilis duabus horis ante solis occasum[4])." Ich sehe keinen Grund, weshalb man diese Angabe bezweifeln sollte, zumal da auch Schoner in seiner ausführlichen Erörterung der Constellation Maximilians von derselben Geburtszeit ausgeht. („1459 die 22 Martij a meridie horis 5 aequatis[5])".)

[1]) Das Eingeklammerte von anderer Hand. (Treitzsaurweins?)

[2]) Vgl. auch S. 24 a. a. O. „Es solle auch in dieselb schrifft noch diser Artickel mit sein erklerung gestelt werden Tr / Nemlichen derselbe Artickel Ist also / Tr Wie des Jungen weyssen Kunigs planeten ascendentes Mercurius vnnd Mars Ine geweist / haben auf ain glückrat /

[3]) Jahrbuch der kunsthistorischen Sammlungen des ah. Kaiserhauses VII. S. 218 ff.

[4]) Chmel, österreichischer Geschichtsforscher Bd. I S. 79.

[5]) Jonannis Schoneri Carolostadii opera Mathematica. Norimbergae 1551, S. LXXXVIII b, XCVI und mehr. Melanchthons Angabe

Joseph Grünbeck giebt uns noch eine andere sehr wertvolle Nachricht, S. 81[1]): „Nec tamen imperator [Friedrich III.] his coniecturalibus saciatus iudiciis, [Chiromantie] atque extemporariis (ut dici solet) coniectorum fabulis filioli ambigua fata, multarum ob rerum commoditatem certa sciencia complexurus peritos genetliacos consuluit, quid de Maxmiliani sentirent . . . qui haud conctanter ex veris siderum motibus efficaces rationes coniicientes in medium affirmauerunt inter caetera, eius vitam in ultimum halitum variis et prope assiduis fortune casibus atque inequali mixtura iam sublimibus exaltatam condicionibus jam humilibus depressam obnoxiam fore, at cui nunquam essent tum plebis studia tum fortunarum incrementa defutura, in caeteris fata eius essent eiuscemodi incertitudinis inuolucris aglomerata, quod nec candidum nec nigrum quis inde expromere posset.“ Der Weisskunig giebt uns zu dieser Mitteilung die folgende Parallele: „Nun was der alt weiss kunig gar kunstreich in dem erkennen des gestirns und erkennet durch den einflus und aus dem regirer des himelzirkls, darunder das kind geporen was, das dasselb kind in diser welt in die höchst regirung kumen, und durch ine vil wunderlich sachn und grosse streit beschehen sollen, deshalben er dem kind ainen wunderlichen namen schöpfet.“ (Maximus-Aemilianus.) S. 49. 26.

Das beliebteste Symbol für den Wechsel des Geschicks, den Grünbeck so eindringlich schildert, war zu Maxens Zeit das Glücksrad. Der Ehrenhold trägt es im Teuerdank auf seiner Kleidung, zum Zeichen, dass die Ungunst der Sterne es ist, die seinen lieben Herrn zwingt, seine Ehrenfahrt unter soviel Gefahren zu vollbringen. Zwei Holzschnitte des Teuerdank, 11 und 25 zeigen das Glücksrad auf der geharnischten

---

i. s. exhortatio Maximiliani Caesaris ad bellum Turcis inferendum scripta a Philippo Melanchthone. Corpus Reformatorum Bd. 20, S. 470, 471 weicht von diesen beiden nur um 2 Stunden ab: „XI Cal. Apr. hora tertia a meridie, Anno M. D. CCCC. LIX.“ Auch er betont die Gefährlichkeit der Konstellation, die durch Mars hervorgerufen wird: „Sed Mars in Leone in duodecima, etsi magnitudinem animi auxit, tamen ingentia ei pericula, ingentes difficultates attulit. Hoc loco Mars captivitatem et multiplices insidias denuntiare solet.“ (S. 471.) Übrigens hat Melanchthon Schoners Werk eingeleitet. [1]) a. a. O.

Brust des Kaisers selbst. In der Ehrenpforte stehen die Jagdabenteuer unter dem Zeichen des Glücksrades; in der Schlacht von Guinegate führt der „jung weiss kunig . . .[1]) nichts anders, dann weiss vän mit guldin glucksredern und margramöpfl darunder gesprengt“ in seinen Fahnen. Auf dem Bild des Kaisers in der Genealogie (vgl. Hirt, Kulturhistorischer Bilderatlas II, S. 451) ist das Rad sogar mit Messern besetzt[2]); der zusammenfassende Holzschnitt am Schlusse des Teuerdank stellt Max dar, wie er ein Glücksrad, das ganz aus Schwertern zusammengesetzt ist, überschreitet.

Wie das Glücksrad, verkörpern auch die drei allegorischen Figuren Fürwittich, Unfalo und Neidelhart die ungünstige Konstellation des Kaisers. Mars verleitet Max, sich unbedacht in Gefahren zu begeben; seinem Einflusse entspringt Fürwittig in des jungen Helden Brust. Vgl. Teuerdank Kap. X, die erste Lehre des Bösen:

„Zů dem ersten: die weil Ir mer
Dann annder menschen begert Eer,
So solt Ir allweg Ewr natur
Volgen vnnd alles das, so fur
Ewer angesicht wirdet gepracht,
Versůchen an allen bedacht.
Dardurch so werdet Ir bekand
Gar weyt . . .“

und des Helden Antwort:

„Auss meiner gepurt nymbst du ab,
Das Ich dir geren volgen solt . . .“

In der lateinischen Autobiographie[3]) heisst es: „cum quoque audiverit sepius strangorem armorum ac tonitroa bombardarum primo naturaliter atonitus, tamen mox in consbetudine [natu] secundum stellam ascendentis sue atractus istos [strangores] clamores [armorum ac] bombardarum ac armorum pecijtt, unde ex parte matris semper postea [tan] durante obsidione in quodam celario sub terra . . . custodibus . . . persona sua custodita fuitt. Nam cor suum na-

[1]) W.-K., S. 156. 3.

[2]) Vgl. auch den Holzschnitt 77 zu der Abhandlung Laschitzers: „Die Genealogie des Kaisers Maximilian I.“ Jahrbuch der kunsthistorischen Sammlungen Bd. VII.

[3]) S. 423 Zeile 30 ff. bei Schultz.

turale et spiritus [suus] constellacionis sue malus in duas mangnas diffortunias cepit..." Schoners Prognostikon stimmt damit durchaus überein[1]): „Conclusio I. Significatores spiritus existimaui Martem cum participatione Solis atque Mercurij. Nam Mars dominus est locorum Mercurij & Lunae. Mercurius autem Almuten ascendentis. Sol uero Almuten loci Mercurij, eidem atque Marti permixtus est."

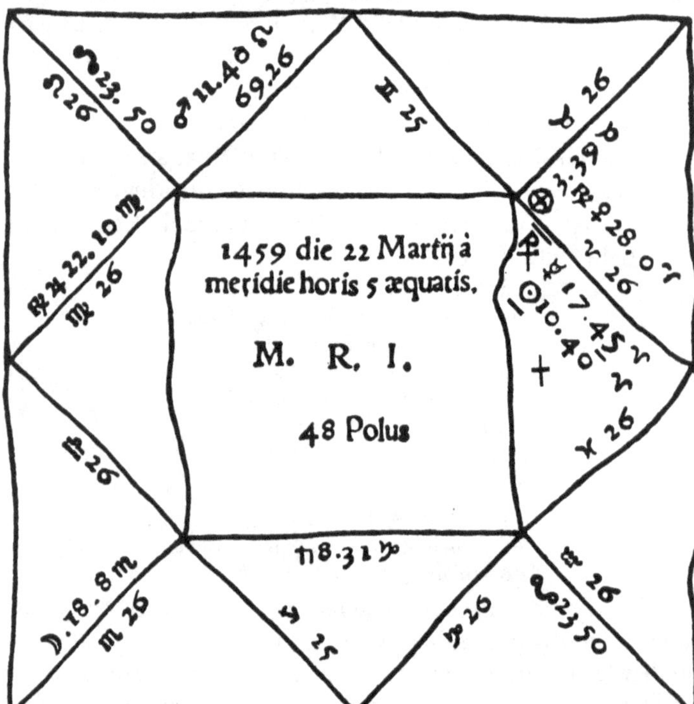

Joannis Schoneri Carolostadii opera Mathematica. Norimbergae 1551.

p.: LXXI.

Conclusio prima. Patrem nati, statum bonum, altitudinem, nobilitatem, ac posse magnum & prosperitatem habuisse, probatur ex Sole significatore patris, cum sit in exaltatione sua,

[1]) S. XCVI.

& in angulo fortis, & ex primo domino triplicitatis quartae domus, qui est Sol, masculinus in signo masculino. Hoc idem testatur Almuten significatorum patris Mars aspiciens dominum ascendentis Mercurium trino. Item Jupiter dominus quartae domus in ascendente, Sol consignificator quartae domus in septima, & pars patris in decima, omnes in angulis, quod etiam confirmant tres domini triplicitatis quartae domus Sol, Jupiter, Mars.

fol. XCVI. Conclusio II. Significatur itaque ratione Martis, natum futurum audacem, potentem, fortem, iracundum, armorum cupidum, bellorum autorem, animosum, sine pauore mortis pericula aggredientem, qui neminem sibi praeferat, nec cuiquam se unquam submittat, plurimum de suis uiribus confidat, impetum in aduersarios suos frequenter faciat, rebelles destruat, praelijs interesse desideret. Omnia tamen haec cum honore, & fama maxima faciet, auxilia amicis praestabit, inimicis nocebit, legitime tamen in cunctis se geret, eritque ipsius delectatio in rebus ad bellicam uirtutem pertinentibus, & in exercitibus ordinandis atque ducendis, Id sumitur ex loco Mercurij, & Almuten eius, similiter ex loco Lunae, in domibus Martis“.

Aber auch der böse Unfalo steht mit Maxens Konstellation im Zusammenhang. Man vergleiche die „diffortunia“ S. 37 ff. und die Abenteuer Unfalos im Teuerdank mit Schoners Horoskop S. LXXI Conclusio X: „Infortunium quoddam post natiuitatem praesentem, Sol patris significator, circumdatus tetragono Saturni & trino Martis, insinuat“, und S. LXXXIX Conclusio VII: „Alias etiam infirmitates ex causis calidis prouenturas, sed tamen cito tra(n)seuntes, uelut febres ephimeras, minatur Mars in signo calido, Lunam quadrato inficiens. Has autem in principio uitae accidere, sumitur ex loco Martis inter ascendens & Medium coeli“. Und überdies: „Da Mars, der Herr des Lichtes im feurigen Zeichen ist, so wird er Hindernis leiden von Sturz oder Sturm[1].“

---

[1]) Vgl. Pfaff, Astrologie, der Schoners Horoskop Maxens erläutert, S. 225 (Nürnberg 1816); s. b. Schoner S. CXXV. C. III.

Auch an Neidelhart haben die Sterne ihren Anteil. Schoner schreibt S. CXXI b:

„Conclusio I. Multos habebit natus inimicos occultos. Id accipitur a Saturno Almuten significatorum inimicorum, domino ascendentis quadrato aspectu permixtus, Idem affirmatur ex eo quod idem est dominus ascendentis, & duodecimae.

C. II. Inimici eius occulti erunt ex nobilibus potentibus, quod colligitur, ex Sole recipiente dominum duodecimae per coniunctionem, & Saturno Almuten inimicorum in angulis, & dignitatibus suis.

C. V. Natus impedietur in rebus suis, & anxietates atque tristi[ci]tias, ratione inimicorum, atque laborum sustinebit[1]), hoc significat secunda domina triplicitatis duodecimae. Venus in octaua retrograda. Dodecatemorion Saturni in domo Martis idem significat.

C. VI. Prosperabitur tamen tandem contra aduersarios suos sagacitate sua, quod concluditur ex bona conditione tertij domini triplicitatis duodecimae domus, quod confirmat etiam debilitas partis inimicorum per radios oppositos Martis.

Sogar Maximilians Tod ist mit der Astrologie verknüpft. Cuspinian berichtet uns[2]), dass Tanstetter ihm im Beisein des Bischofs Georg von Wien sowie Lorenz Saurers Maxens bevorstehende Auflösung aus einer Sonnenfinsternis weissagte. Aber auch dem Kaiser selbst scheint die Bedeutung dieses drohenden Vorzeichens nicht verborgen gewesen zu sein. Wenigstens berichten mehrere Quellen, dass Max seinen Tod vorausgewusst habe, so Faber in seiner oratio funebris[3]), Hanns Jacob von Landau in der Zimmerischen Chronik IV, S. 353.

Das Bild, das Schoner von Maxens Gemütsbeschaffenheit entwirft, deckt sich mit der Schilderung der zeitgenössischen Geschichtsschreiber; manche Züge weisen eine

---

[1]) Vgl. Cuspinian S. 485: „In eius infantia, quemadmodum in omni vitae suae cursu, aduersitates grandes et pericula multa expertus est". [2]) de Caesaribus S. 492. 17 ff.

[3]) Fr. Str. II. S. 739.

merkwürdige Übereinstimmung mit der Charakterisierung der Autobiographie auf.

S. XCVI C. IV. Constantiam & firmitatem in propositis suis, animum patientem in laboribus ferendis, ueridicum, rigidumque contra uicia, memoria tenacem honoris amatorem, inimicitiarum diuturnum retentorem, uinci dolentem, nec facile a proprijs consilijs cedentem. Denotant Luna & Almuten eius in signis fixis.

S. XCVI b C. V. Bonitate intellectus sui, optimarum quoque disciplinarum capax erit, & plurimum in inuestigatione ueri atque iusti sollicitabitur, uolet quoque ut cuique iustitia fiat. Id apparet ex ascendente, Ioue, atque Marte, iuxta regulam Ptolemaei, uerbo 95. Centiloquij.

C. VI. Erit Philosophorum amator, legis seruator, intendet sapientiae, & in rebus occultis cogitandus erit[1]). Id accipitur a Marte secundo domino triplicitatis domus tertiae, qui est fortis & potens a Sole receptus ex trino.

C. IX. Amatorem quoque gaudiorum, iocorum, & laetitiarum, portendit pars legis iuncta Veneri[2]).

S. CIX C. III. Gaudebit in mortuorum substantijs, & id quod consequetur, non ad seruandum reponet, uerum mox donationibus liberalibus atque magnificis consumet, trahitur hoc ex Saturno forti in domo sua, & angulo.

fol. CXXXII C. VI. Maiorum suorum egregia facta diligenter perquirendo ante oculos ponet, & in illis admirabitur utque imitator eorum fiat studebit[3]). Id patet ex tertio domino triplicitatis huius domus fortunato ex trigono in receptione Solis.

S. LXXI C. III. Tam patri quam nato utilitatem & lucrum ex terris, atque inuentionem rei occultae, de natura auri & gemmarum[4]), designant Jupiter secundus dominus triplicitatis quartae domus in ascendente, & tertius scilicet Mars, fortis in undecima in mutua receptione cum Sole.“

So will es fast scheinen, als habe Max bei der Schilderung seiner Charaktereigenschaften diejenigen, die ihm sein Horoskop

---

[1]) Bei Schultz S. 425, Zeile 26 ff. (Autobiographie.)
[2]) Bei Schultz S. 427, Zeile 57 ff. (Autobiographie.)
[3]) S. 425, Zeile 7 ff. (Autobiographie.)
[4]) S. 425, Zeile 29 ff. (Autobiographie.)

zusprach, etwas unterstrichen. Hübsch fasst Bartholomaeus Latomus Maxens Vorzüge zusammen[1]):

„Emicuit variae docilis facundia linguae,
Emicuit sermo quolibet ore nitens,
Et lepor, et gravitas salisbusque facaetiis mixtis
Congrua materiae quaeque tributa suae,
Sive aderat Medicus, Rhetor, Jurisve peritus
Seu Vates, seu qui disputat alta sophus
Luctatus; saepe es visus superare disertos,
Saepe suum stupuit turba perita ducem.“

Aber noch eine andere, edlere Gabe hat Merkur seinem Sohne verliehen, die Dichtkunst.

„Hic aciem ingenij, varias largitur et artes,
Dulcis orator voce, poeta lyra est,“

sagt Rantzau[2]).

Dieses hohen Berufes war sich Max wohl bewusst, wenn er es auch verschmähte, sich offen als Jünger der Musen zu bekennen.

„Et licet palam (quia male in pueritia institutus) poeticam aspernaretur, ad poeticam tamen natus, poetice opus de diuersis suis periculis edidit, cui gentili lingua[3]) Tewrdanck indidit. Fingens inuidiam et curiositatem, quasi personas quasdam comicas, quas ratione et prudentia sua vitauerit viceritque ac prostrauerit, vt olim Hercules, qui relicta voluptate, laborem sequutus est per saxa per ignes,“

erklärt uns Cuspinian S. 486 seines Werkes de Caesaribus.

---

[1]) Herr Dr. Fritzsche machte mich auf diesen verschollenen Humanisten aufmerksam. Vita et obitvs Maximiliani I. Imperatoris autore Bartholomaeo Latomo, in Meuschenii vitae summorum ... virorum ... Coburg 1735, S. 17.

[2]) Catalogus ... S. 462.

[3]) nomen zu ergänzen.

Viertes Kapitel.

DIE ALLEGORISCHEN FIGUREN. DIE EINFLÜSSE DES ALTDEUTSCHEN SCHAUSPIELS. DIE EINWIRKUNGEN DER HELDENSAGE.

1. Die allegorischen Figuren.

Über das Verhältnis der drei allegorischen Figuren zu seiner eigenen Person, ihre symbolische Bedeutung als Widersacher seiner Ehrenfahrt giebt Max selbst in der Clavis Auskunft. „Die drey haubtlewt,“ erklärt Pfintzing in seinem Namen, „bedeuten die drey allter, Nemblichen die Jugent. das mittel, vnd das allter“. Fürwittig, der Erste, hat seine Wohnung in Maxens eigner Brust: als Ausfluss seiner unheilvollen, Constellation reizt er den Helden „durch fürwitz. on bedacht, des endes allerlay zůuersuchen.“ Die beiden anderen Personificationen liegen ausserhalb seines Wesens. Vnfalo, der „darum allso genant“ ist, „das einem yeden Teurlichen Man. in bestendigem allter. am maisten vnnfal. in seinem fürnemen begegnen,“ hat etwas Übernatürliches, wenn auch nach dieser unzweifelhaften Erklärung des Kaisers ein Zusammenhang seines Namens mit „valant“, wie ihn J. Grimm vermutet [1]), abgewiesen werden muss. Zwei der künstlerischen Gehülfen des Kaisers haben ihn jedenfalls als Träger zauberischer Kräfte aufgefasst und diese Anschauungen öfters in ihren Darstellungen zum Ausdruck gebracht, Leonhard Beck und Hans Schäuffelein [2]). So trägt Unfalo auf manchen ihrer Holzschnitte in der einen Hand eine Tafel mit Charakteren, in der anderen eine Rute, wie in den Abbildungen zu Kapitel 26, 32, 43, 45, 46, 58, 60, 64, 65,

---

[1]) Deutsche Mythologie, 4. Ausg. II. S. 829.

[2]) Laschitzer hat die Schöpfer der einzelnen Holzschnitte festgestellt und S. 89, 90 s. Ausgabe eine Übersicht derselben gegeben.

70, 72, 74. Nur mit der Rute ausgestattet ist er in 30, 50, 57, 73; in 54 hat er blos die Tafel als Attribut. In einigen wenigen Fällen ist auch Fürwittig mit den Zaubermitteln bedacht: 12 giebt ihm die Tafel; 15 und 23 zeigen ihn mit Rute und Tafel. In 43, 46 und 60 ist die Haltung Unfalos deutlich die eines Beschwörenden. Charakteristisch ist, dass es sich in fünf der genannten Kapitel um Fährlichkeiten handelt, die durch Sturm hervorgerufen werden, in 32, 43, 46, 64, 72. Zu jener Zeit war der Glaube an die Kunst des Wettermachens, die der Böse Schwarzkünstlern zu verleihen wusste, noch sehr verbreitet. Wenn Unfalo im Text auch nicht die Macht beigelegt wird, Unwetter zu erzeugen, so hat er doch eine merkwürdige Gabe, Stürme vorauszusehen.

„Neydelhar...“, fährt Pfintzing fort, „bedeut die sorgfeltigkait. vñ geferlichait. so dem Fürsten zů seinen zeitten. durch Neyd. vnd hass. in kriegszleuffen. vnnd sunst begegnet . . .“ Diese Beziehung der drei Hauptleute auf die drei Lebensalter ist erst eine Errungenschaft des Drucks; die Handschriften 2889, 2867 und 2806 wissen noch nichts davon. Der Fürwittichcodex sagt

fol. 16b: „Es waren drey hauptleut alt vnd greysse, der Erst fürwittich . . .“

fol. 17a: „also fueren hin der allten hauptleut drey . . .“

fol. 44a: „dann allein fürwittich der pos greys . . .“

und 2806 fol. 11b:

„die drey hauptleut waren alt vnd greisse . . .“

Also die Drei waren ursprünglich als Greise gedacht.

Neidelhart und Unfalo entsprechen in ihrem Wesen einigermassen den bösen Einflüssen, die durch sie dargestellt werden sollen, wenn auch Unfalo oft nicht zugegen ist in Fällen, wo gerade seine Anwesenheit Unfälle herbeiführen sollte. Wenn er auch nicht über diesen Ereignissen steht, vielmehr denselben vorsichtig ausweicht, so hat doch der Kaiser, der die Holzschnitte sehr sorgfältig zu prüfen pflegte[1]), nichts gegen seine Darstellung als Zauberer einzuwenden gehabt. Keine Spur dagegen von der Eigenschaft, die sein Name bezeichnet, verrät Fürwittig. Nie begiebt er sich

[1]) S. Laschitzer S. 103.

selbst in Gefahr, er lässt stets den Helden allein sein Heil versuchen. Im Codex 2867, der noch nicht so stereotyp wie der Druck seine Böswilligkeit hervorhebt, zeigt er dem jungen Teuerdank gegenüber eine gewisse behagliche Überlegenheit, die an das Verhältnis des alten Hildebrand im Spielmannsepos zum jungen Dietrich, den er sehr gegen dessen Willen in alle möglichen Abenteuer verwickelt, erinnern mag.

Hat Max die Personifizierung der feindlichen Bestrebungen dem Schauspiel entnommen, so hat er der Wirklichkeit insofern das Ihre gegeben, als er den Personificationen kriegerisches Kostüm anzog, sie zu Hauptleuten machte. Denn die Anfeindung, die ihm die Sterne drohten, hat ihm sein Leben lang nicht gemangelt, und darin wenigstens hat die Astrologie nicht gelogen. Niemand, der den Weisskunig und die Autobiographie kennt, wird sich dem Eindruck entziehen können, dass die Zahl schurkischer Muster für Neidelhart dort nur eine allzu grosse ist. Namentlich in den Niederlanden war gar mancher von Maxens Offizieren nicht im stande, den „seck mit guldin" des „blauen Königs" zu widerstehen. Crèvecœur, dessen Abfall Comines so sophistisch verteidigt[1]), hat Max viel zu schaffen gemacht; es machte einen tiefen Eindruck auf ihn, dass ihn Jakob von Savoyen, der Graf von Romont, verliess. W. K. Schultz, 182.14, sagt er selbst über diesen: (die Vlaamen) „heten dem jungen weissen kunig seiner pesten hauptleut ainen, den er het, mit gelt abgeworben, uber den sich der jung weiss von wegen ainer pösen tat erzürnet het; denselben zorn nam der obgemelt hauptman zu ainer ursach und thet darauf noch ain pöser stuck mit dem, das er von dem jungen weissen kunig an die praun geselschaft viele." Über Wilhelm von Arenberg vgl. S. 209.14 W. K.; über Jan Coppenol, der den „guldin kefer geschlunden", S. 219.23 ff. Dass Max in Unfalo eine bestimmte Persönlichkeit im Auge gehabt hat, legt Kap. 54 des Teuerdank nahe. Es beginnt mit den Versen:

„Vnfalo des Helds glück verdross,
Fůrt In hin in ein annder schloss,
Darinn het Vnfalo gelan
Sein weib . . . ."

---

1) XII der Kollektion, S. 270 ff.

Deutlich weist auch Kap. 67 in Vers 11 ff. darauf hin:

„Mein Fraw hie ein gůten artzt hat,
Den wolt Ich hoerren vnd seim rat
Volgen . . .“

Vgl. auch 2806 fol. 43 b, die Vorlage des Kap. 54 (44 im Codex). Romont war feist, wie Unfalo auf den Holzschnitten. Von Coppenol erzählt der Weisskunig S. 220 10 ff. (Schultz): „Und die speisung von den 4000 geraissign beschach zu morgens vor tag, und der jung weiss kunig kunt vor wasser nit zu inen (Coppenol hatte es unterlassen, eine Brücke zu schlagen, was Max ihm aufgetragen hatte) und muesset die speisung also beschehen lassen. Darauf gab er dem berurten zeugmaister urlaub; derselb zeugmeister erzelet sölichs seinen mitverwandten und riet inen, sy solten sich understeen, ainen aufpruch von dem jungen weissen kunig zu machen, und söllen sölichs eilends thuen, dann wo der jung weiss kunig gegen dem plaben kunig uberhand wurde nemen, so möcht inen ir gelt auch gespert werdn von dem plaben kunig; darzu so wurde der jung weiss kunig nit aufhören, biss er den plabn kunig (fol. 362 a) neben ime verdrucket; solt er dann irs verstands, den sy mit dem plaben kunig heten, gewar werden, wurde er sy aus irem regiment vertreiben.“ Man vergleiche hierzu die stereotype Betonung der Furcht der Drei, durch Max ihr Amt zu verlieren, vgl. namentlich Kap. 7 des Teuerdank:

4 ff. „Gedachten: khumbt der Held hie her
Zů vnnser frawen der Künigin,
So wirdet Er gleich nemen hin
Von vnns als vnnser regiment . . .“

56. 60 ff. „Damit nit wurde genomen
Von Jm vnnd seinen gesellen
Das Regiment . . . .“

K. 64, 55 ff., 96, 239 ff. deuten schon auf ein Komplott:

. . . „Ir werdt auf schawen
Vnnd mit mir gar nichts fahen an.
Wer ways, wen Ich bey mir wirt han!“

droht Neidelhart Teuerdank, als dieser ihn zur Rede stellt. Wie Coppenol beredet Neidelhart Freunde und Verwandte zur Untreue gegen Max, siehe Kap. 99, Vers 10—15, 55 ff.

So hat der böse Neidelhart seinen realen Hintergrund. Fürwittig freilich nicht minder. Die ganzen Fürwittigkapitel und Unfalos weitaus grösster Teil verdanken ihr Dasein der „gächheit“ des Helden, die Fürwittig und Unfalo mit Recht oft tadeln. Dass Max sich auch solche Vorwürfe von seinen älteren Offizieren gefallen lassen musste, zeigt der Weisskunig, wenn man andererseits auch zugestehen muss, dass sein frischer Wagemut in der Schlacht oft schöne Früchte brachte. Fürwittich, Unfalo, Neidelhart sind die Vertreter des bösen Princips, des Teufels Dienstmannen. Ihnen steht gegenüber der Anwalt der Ehre, Teuerdanks getreuer Begleiter Ehrenhold. Seinen Namen verdankt er dem Kaiser oder dessen Umgebung[1]). Er ist später über seinen Kreis hinausgedrungen und hat namentlich bei Hans Sachs den alten Herold der Fastnachtsspiele verdrängt[2]). Mit dem neuen Namen sind auch seine Funktionen gewachsen. In Kap. 10 des Cod. 2867 (Druck K. 11) bei Gelegenheit seiner Einführung setzt er sein Amt und dessen Pflichten auseinander. V. 1—18:

„Der Thewrdanck name mit Ime ainen Erholdt
Nach dem Er nach abenthewr ziechen wolt . P.
das Ime derselb ain gerecht zewgnus füeret
an allen Ennden. Wo sich hernach gepüret
wann solich abenthewr die warhait ist
darumb wirdt Tewrdanck hochgepreist zu aler frist
der Erholdt zu Im sprach Ich bin von alten Jarn
Ich thue Euch Junngen held warn
Euch werden begegen vil vnd gross sachen
des wir ganntz nit werden lachen.
Es gepürt den hochgebornnen herren
das sy streyten vnnd leben nach Eeren
Vnnd darumb wirdt Ich genannt Erholdt
das Ich die Eer halten vnd offenbaren solt
vnnd wie ain liecht ist mit seinem schein
Also solt Ir herr fueren die Eer allein[3])
dann alle ding in der welt zergeet
aussgenomen die Eer beleibt vnd steet.“ (fol. 24b, 25a).

---

[1]) Umdeutung aus Herold: eren-holt.

[2]) Lat. Autobiographie fol. 29b. Max. 40. „heraldus“; Cuspinian hat schon „erhaldus“.

[3]) Das einzige Bild im Teuerdank; der Druck hat es unterdrückt.

Vgl. auch die Clavis: „Der Ernhold etc. bedeut das gerucht, ṽn gezeügnus, d'warhait so einem yeden menschen, bis in sein grůben nachuolgt Sy sein gůt, oder poesz, darumb wirdet Er bemeltem Jungen Fürsten Tewrdanck. für, vnd für zůgestellt, sein lebñ wesen vnnd getaten zů offenwaren vñ zubezeügen mit der warhait." Wie die Hauptleute ist der Ehrenhold in den Codices „von alten Jarn". Er hat sich erst im Lauf der Entwicklung des Buches zu der integrierenden Stellung durchgerungen, die er in den Codices 2867, 2806 und namentlich im Druck einnimmt. Treitzsaurwein hat ihn im Cod. 2889 in den Vordergrund gerückt, er tritt an die Stelle des früheren „gesindt der[1]) auserwelt", der ursprünglich den Helden zu den Pässen und zur Königin begleitete und in 2889 öfters Erwähnung findet. Vgl. fol. 2b:

„Dem Nidenhart thet haimlich Zoren
das theurdannckh der vill hoch geporen
Nit langst het sein leib verloren
vnd alle dy bey Im woren..."

Er ist dort noch der schlichte „Herold"; sein Amt wird nur ganz kurz angedeutet fol. 7b:

„Der herolt mit euch reyten soll
das ist der brauch vnd zimbt euch woll
Die weil er doch sunst stet mit euch zeucht
vnd in kainen notten von euch fleucht".

An der Königin Hof spielt er nur bei dem Giftanschlag und der Gerichtsverhandlung eine Rolle; sonst schickt Teuerdank seinen „hoffmeister", vgl. fol. 48a., wie auch die Königin ohne Vermittlung des Ehrenholds sich persönlich an Max wegen der Kreuzfahrt wendet. („Irm gemahl dem Thewrdanckh redt von wegn der vnglaubign[2])".) Es ist das ein sicherer Beweis, dass 2889 älter ist als 2867, was Laschitzer aus anderen Gründen vermutet.

Der Ehrenhold ist der rechte Begleiter für einen Helden, der den stolzen Namen „Teuerdank" führt. Max, erklärt Pfintzing, „ist darumb Tewrdannckh. genant, das Er von Jugent auf, all sein gedannckhen, nach Tewerlichen sachen gericht". „Teuer, teuerlich" ist so recht das Modebeiwort der Zeit für

---

[1]) Vgl. Treitzsaurweins Korrektur, 2889 fol. 1a. [2]) fol. 53a.

den Ritter ohne Furcht und Tadel. Schwerer zu erklären ist das Pseudonym, hinter dem sich Max in seinen Ritterspielen verbirgt: „Freydal". (Freydalb, Freidhart[1].) In seiner Lebensbeschreibung tritt Max unter dem Namen der „junge Weisskunig", sein Vater Friedrich unter dem Namen der „alte Weisskunig" auf. „Weisskunig" geht zunächst auf die Farbe, vgl. Freidal S. XVII: „wegen der jůnckfrauen, die in aller wellt ainen verumbten auszesůchen, der dann in seinem abschaid mit ainem weissen gülden rock beclaidt was, geratten hat, (so liebet im) gebotten ime die drej junckfrauen fur die weiss varb fur ander; dann die weiss varb souil bedutt als klarhaitt, rain (durchleuchtig, schön, lutter) vnd pur mit thun vnd lassen". Vgl. auch Cod. 2834 fol. 132, Chmel I, S. 478: „welcher weyss kunig darumb der historicus genent hat den dein. u f. hat gebonlich in weyss vnd merer tael bey .. in planken weissem harnasch gestriten, gefochten vnd gesturmt hat". Aber es soll auch auf die Weisheit des Trägers angespielt werden, Cod. 2867 fol. 22a heisst es:

„Der Thewrdannck füeret den Eren preiss
Er gienng zu seinem vater der was weiss
der alt weysskunig was Er genannt ...."

Alle drei Namen motiviert ein Entwurf zu einer Vorrede zum W.-K., die Schultz S. 447 abgedruckt hat[2]): „Wie ain vast mechtiger könig sein leben nach rat und underweysung seines (fol. 3a) vatern furt, wunderparlich von grossen geschichten, den vatern, als er dan weyt und brayt erkannt was, fur den weisesten geschetzet, darumb im der nam gegeben und gehaissen der alt weyss kunig. Nach des abgang der son das reich besass, der mer auss aygener sterk, tugend und ritterlich taten geton von wegen der seinen, dan ye geschehen; was also gerecht, das in auch sein feind nit wol hassen mochten. Grösser gemyets nye kainer was, des wesen wunderlich, der tat unglaublich; sein leben ist nach gemayner sag alle menschen, die ye leben empfiengen, ubertreffen, umb des willen man in, der welt eröbert, von etlichen der sterkest gehaissen, von etlichen der freyest, nun

[1]) Leitner S. III Anm. 1. [2]) Vgl. auch Schultz S. XV.

der tewrest, nun der berumest und durchauss den namen seines vatern verdienet . . ." Die letztere Bemerkung legt nahe, dass man als ersten Bestandteil von Freidal „frei" anzusehen hat. Diese Annahme wird bestätigt durch eine andere Form des Namens, die sich in einen Auftrag des Kaisers an Stabius, ihm den „Freidank" in gewichsten Tüchern zu schicken, findet. S. Jahrbuch der kunsth. Samlg. II. II. S. LXXXIV, 1300. Im Cod. 2834 fol. 132 a findet sich von Maximilians Hand die Bemerkung:

-Λ keisser fridrich andetij[1]) / dest andechtig; im Cod. 2806 heisst Friedrich „Andachtgo". In der Beschreibung der Ehrenpforte von Stabius, Pirkh.-Goldast S. 176 ff. erhält er den Beinamen „devotus", vgl. S. 181 ebendort.

In Pfintzings „lauterer anzaigung, vnnd warhaffter bestettung. aller geschichten . . ." steht an erster Stelle König Romreich, Karl von Burgund. Im W.-K. heisst Karl „der König vom Feuereisen". Schultz deutet den Beinamen auf den Orden des goldenen Vliesses, vgl. S. XVI; mir legt eine Stelle des Freidal eine andere Erklärung näher. S. XXXVI (bei Leitner) wird von Freidal gerühmt, dass er „mit feuer vnd eysen vnd allen mänlichen krefften seine veind ze demmen vnderstanden . . .". Vielleicht soll die Benennung Beides andeuten, Karls Stellung als Ordensmeister und seine Furchtbarkeit im Krieg. Den Namen „Ruhmreich" hat Karl der glühenden Bewunderung zu danken, die seine kraftvolle Persönlichkeit in Trier, wo er seine ganze Macht, seinen gewaltigen Reichtum entfaltete, in Maxens Seele weckte[2]). Ruhmreichs Tochter Maria trägt mit Recht den Namen Ehrenreich. War sie doch eine der schönsten und gebildetsten Fürstinnen ihrer Zeit und die treueste Gattin[3]). Freilich ist das Minneverhältnis zwischen dem teuerlichsten Ritter und

[1]) andetij Korrektur für unleserliches Wort.

[2]) Gleich nach seinem Tode bemächtigte sich die Sage seiner Gestalt. Allg. Gesch. d. v. Niederlande a. d. Holl. übers. Leipz. 1557. II. S. 207, 208.

[3]) Sogar der Feind kann ihr die Anerkennung nicht versagen. Vgl. Comines XII S. 340, vgl. auch Einl. zu der Übersetzung d. wonderl. oorloghen S. 2, Anm. 2. Cuspinian S. 493: „Cuius in omni sua uita nunquam sine suspirio et lachrymis meminit."

der Königin der Ehren nicht neu. Schon in einem Gedicht auf Ludwig den Baier[1]) heisst es:

„Fro ere dú sprach: „schriber,
Ich han zů im soliche ger
Das ich wil aber bitten dich
Das ŏch du bewisest mich
Von des fúrsten krije.
Er min trut, ich sin amije:
Zv̊ mir hat er stête gir.
Sprich, sage von dem fúrsten m(ir),
Dem du so grosser tugende
Gichst vnd hoher mugende.
Von siner kinder jugende“.

Mit diesen Gestalten wären die handelnden Personen des Teuerdank, wie er im Druck vorliegt, erschöpft. Aber die Codices enthalten noch vier andere allegorische Figuren, die der Druck aufgegeben hat. Da ist zunächst der König Wunderer in 2867 und 2806 (2834 fol. 132 a[2]) und Laschitzers Auszug aus dem Gedenkbuch von 1505, S. 10). Ludwig von Frankreich war diese sein dämonisches Wesen gut treffende Bezeichnung zugedacht.

Auch die drei Ritter des Neidelhartcodex (2889) müssen als allegorische Figuren aufgefasst werden. Vgl. fol. 43 a.

„Nun merckt furbass auch do bey
Vnndter den herren waren drey
Der erst Jetzund genent was
Der annder der hiess heldtlass
Der dritt tarfan hies mit nam
Dy drey waren dem helden gram
Neydenhart war ir negster freundt....“

„Jetzund“ deutet wohl auf die ungünstigen Zeitverhältnisse. Schwierig zu erklären ist „Heldtlass“. Abfall vom Helden? Tarfan ist der Mangel, die Dürftigkeit, die Max freilich in Wirklichkeit nie besiegt hat, die ihm zeitlebens eine treue Genossin gewesen ist[3]).

[1]) Hrg. v. Pfeiffer, Forschung und Kritik auf dem Gebiete des deutschen Alterthums, Wien 1863, I S. 60, V. 3—13.

[2]) Cod. man. 2834 fol. 132 a, unter 6: „wie sy (Ehrenreich) kunigs wundrer erberen sol.“

[3]) Wegen Maxens Geldnot vgl. Ulmann I S. 201.

2. Die Einflüsse des altdeutschen Schauspiels.

Wilhelm Scherer sagt in seiner Geschichte der deutschen Litteratur (6. Aufl. S. 264) vom Teuerdank: „Erinnern die Personifikationen an die Moralität, so vergleicht sich die Anfeindung des Teufels und seiner Genossen sogar mit dem Passionsspiele: Theuerdank weist den Versucher zurück wie Christus.“ Creizenach stimmt dem in seiner Geschichte des neueren Dramas I. S. 478 bei: „Wenn Kaiser Max in seinem Teuerdank uns vorführt, wie der Held auf seinem Wege von den Nachstellungen Fürwittigs, Unfalos und Neidelharts umgarnt wird, so wäre es sehr wohl denkbar, dass dem Beherrscher der burgundischen Niederlande durch die Moralitätenspiele die Grundidee nahegelegt wurde, nämlich die Darstellung des Lebensweges als eines fortwährenden Kampfes gegen die Vertreter des bösen Prinzips, indes wurde für die Ausführung des übelgeratenen Werkes die erzählende Form gewählt“. Aber schon ein Zeitgenosse hat den Eindruck gehabt, dass die Gestalten der drei Hauptleute sich mit den Figuren des altdeutschen Schauspiels berühren, Cuspinian, wenn er sagt: „Fingens inuidiam et curiositatem, quasi personas quasdam comicas, quas ratione et prudentia sua uitauerit“ .. [1]). und dass wenigstens die Umgebung des Kaisers sich dieser Vorbilder bewusst war, zeigt die Notiz im Gedenkbuch von 1505 (Laschitzer S. 9): „Item in den weyssen kunig zu stellen die comedi vom Teurdangk ...“.

Die Fürsten der damaligen Zeit pflegten an den Orten, wo sie die Fastnacht verbrachten — Max feierte in diesen Tagen mit Vorliebe glänzende Feste, vgl. Autobiographie, Schultz S. 432 [2]) — den Spielen beizuwohnen, siehe das „Spil von dem herzogen von Burgund“, Keller, Bd. I S. 169. Der Kaiser hat wenigstens ein Spiel sehr genau gekannt, das vom König Artus. (Keller, Nachlese, S. 183), denn er hat die Einleitungsrede des „Vorlaufers“ im Anfang seines „Freidal“ stark benutzt. Vom Freidal, der, wie der Teuerdank, in poetisches Gewand gekleidet werden sollte, liegen uns nur 16 Verse vor. Das interessanteste Stück, Freidals Zusammen-

[1]) Vgl. 3. Kap., S. 56. [2]) s. auch S. 427. 52 a. a. O.

treffen mit den drei Jungfrauen, die ihm Ritterspiele in ihrem Dienst auferlegen, ist leider nur zum Teil erhalten. Das Übrige ist nur im Prosaentwurf überliefert. Die erwähnten Verse sind im Gegensatz zu den Paaren des Teuerdank durch Kreuzreim gebunden[1]):

„Nun wer von kurtzweil lesen wil
und lustbarlichen dingen,
der nem fur sich die ritterspil,
da ainr nach eer thut ringen,
als ritter Freydalb hat gethon
aus ritterlichem gmute.
auf mengem adelichen plon.
sein tugent vnd auch gute
ist allermenigclich offenbar,
wie er konndt tryumphiern
mit rennen stechen kempfen zwar
auch tantzen vnd thurniern,
damit er in sein jungen tagen,
als ir hie horen werden,
gross freyd vnd ruem do hat erjagen,
(seins gleich lebt nit auf erden.)"

Keller, Nachlese, S. 183.

. . . . . .

„Mit frewden vnd mit ritterspil
Suocht maniger ritter kurtzweil vil,
Es wer mit stechen oder turnieren,
Mit tantzen, pfeifen vnd hofieren,
Und waugt sein leyb durch frawen er
Und volgt der tavelrunder ler,
Die mit solich tugent was geziert.
Die tavel kung Artus regiert
Der milt und tugentliche helt,
Von dem man sagt in aller welt.
Sein lob und wird mänklich tuot preysen."

Gleich die Charakteristik der drei bösen Hauptleute bei ihrer Einführung in die Handlung des Teuerdank verleugnet die Spuren des Vorbilds des Schauspiels nicht. Wir erfahren[2]):

„Als Sy nun stunden in dem rat,
Kam zů In heimlich der poess geist,
Mit seim einplosen Er Sy weist:
Ir meynung wer gerecht vnnd gůt,
. . . . ."

---

[1]) Leitner, S. XV. [2]) Kap. VII, Vers 36 ff.

Das „Einblasen“ ist der technische Ausdruck des Spiels für die Eingebungen des Bösen. Man vergleiche z. B. Funkelin, Strytt Veneris und Palladis[1]), wo Venus reuevoll bekennt, der Teufel hat mir:

....„inblasen spat und frü,
das ich nichts rechts und erlichs tü....“;

noch im Faust „bläst“ Mephisto dem Astrolog seinen Spruch „ein“. In der Vorstellung des Erfinders der Szene mag der Rat der Pharisäer mit Judas, der seinen Herrn verriet, — wie die Drei ihren zukünftigen Herrn verraten, — wie er im Passionsspiel mit Beifügung des Teufels zur Darstellung gebracht zu werden pflegte, vorgeschwebt haben.

Wie man im Spiel grossen Wert auf die charakteristische Kostümierung der Personifikationen legte, hat Max auf die Tracht der drei typischen Figuren viel Sorgfalt verwandt. Drei typische Figuren sind in dem auf uns gekommenen Material aufgeboten, Fürwittig, Unfalo und Neidelhart. Auf Grund von Korrekturen am Kopfe Fürwittigs in den Holzschnitten, die den Kapiteln entsprechen, die in Handschriften und Druck Fürwittich angehören, vermutet Laschitzer[2]), dass ursprünglich nur zwei Hauptleute Max das Leben sauer gemacht hätten, Unfalo und Neidelhart. Fürwittig sei erst später hinzugekommen. Eine Bekräftigung dieser Vermutung sieht er in dem Umstand, dass der Brief an Dietrichstein Fürwittig nicht erwähnt. In der That müssen wir eine ursprüngliche Zweiteilung der Abenteuer annehmen. Denn Cuspinian[3]) spricht nur von zwei Personen. Er nennt aber „inuidia“ und „curiositas“, Neidelhart und Fürwittig; er hat schon von dem Buch gehört, als es noch in seinen Anfängen war. Wenn Laschitzer S. 12 die Vermutung ausspricht, dass der Dietrichsteinbrief Fürwittig deshalb nicht erwähne, weil damals die Zweiteilung Unfalo-Neidelhart bestanden habe, so lässt sich seine Mutmassung, dass uns in 2889[4]) ein Teil

[1]) Goedecke und Tittmann, Deutsche Dichter des 16. und 17. Jahrhunderts. Bd. 2 S. 199.

[2]) S. 102.

[3]) Vgl. S. 486, de Caesaribus.

[4]) Vgl. Laschitzer S. 43 der Einleitung.

der Dietrichstein'schen Redaktion erhalten sein möge, damit nicht vereinigen. Denn fol. 1a der Handschrift heisst es Vers 23, 24:

„Er (Neidelhart) sagt mein herr seer wundert mich
„Das vmbalo vnd der furpittich . . . . .“

Vgl. auch fol. 35b; die Handschrift spricht stets von drei Hauptleuten. Ebensowenig lässt sich jene Annahme in Einklang bringen mit seiner Vermutung, dass der Text 1512 noch ein prosaischer gewesen sei, vgl. S. 12 seiner Abhandlung. Das Blatt 132 des Cod. 2834, das uns lehrt, dass das Werk anfangs in Prosa vorbereitet[1]) oder wenigstens beabsichtigt war, ist auch in anderer Hinsicht wichtig. Es enthält eine Notiz von des Kaisers Hand: „Theurdank dy predig, warum fictory contra furbitich Vnfalo Neydlhart In fine deuocio mystica“. Wir sehen, dass dieser Entwurf sich mit der Besiegung und Beseitigung der Drei begnügte: „uicerit prostraueritque“ sagt Cuspinian. Aber mit dem Fortschreiten des Werkes hat man das Geschick der drei figurae comicae nach dem Muster des Fastnachtsspiels gestaltet. Cod. 2889 hat schon diese Bahn betreten, vgl. fol. 40b—42b. Auf die Klage des Herolds hin werden die Drei vor den Rat der Königin gefordert. Aber zu einer eigentlichen Gerichtsverhandlung kommt es nicht, denn die Missethäter wagen sich überhaupt nicht zu verteidigen und werden von der Königin zum Tod verurteilt; trotz vieler Fürbitte wird dieses Urteil vollzogen. Viel mehr Sorgfalt ist dem Prozess im Druck gewidmet; vier Kapitel sind aus einem geworden: 109, 110, 111, 112; allein die Gerichtsverhandlung[2]) zählt 172 Verse. Max lässt es sich nicht nehmen, sich auch auf diesem Gebiete als Sachverständiger zu erweisen, seine Vorgänger im Fastnachtsspiel an Gründlichkeit zu überbieten. Die Sache ist dem Hofgericht übergeben, auf die Anklageschrift des Ehrenholds hin, die nichts anderes ist als der Teuerdank, vgl. 108 V. 60ff.

„. . . Wie Ir aus disem půch spürt,
Darinn Ich Eüch all artickel gib,
Was die genanten drey valschen dieb

[1]) Vgl. Laschitzer S. 65. [2]) Kapitel 109.

Haben wider den Edlen Held
Geůbt. Ich habs mit fleys gestellt
In schrifft zů einer gedechtnus.
Ir fynndt auch darbey gezeücknus (Clavis)
Auf yeden artickl klar stan,
Daraus Ir secht, das Ichs recht han ..."

Pfintzing identifiziert sich also geradezu mit dem Ehrenhold. In der Verhandlung wird nach römischem Recht die Anklage verlesen; der Profoss der Königin unterstützt sie. Dadurch, dass die Drei sich verschworen haben, ihrem Reich zum Nachteil keinen mannlichen Helden in dasselbe zu lassen, hätten sie ihren Diensteid verletzt und das Leben verwirkt. Fürwittich verantwortet sich zuerst: er sagt, den Helden hätte sein jugendlicher Mut in die Abenteuer geführt, er habe aus freiem Willen gehandelt. Unfalo leugnet ebenfalls: wer solange in fremden Landen umherziehe, dem begegneten stets „wunders vil"; wer so etwas unternehme, müsse sich selbst bewahren. Neidelhart sucht sich durch das Vorgeben zu rechtfertigen, Teuerdank habe gewünscht, in das Kriegshandwerk eingeführt zu werden; er, Neidelhart, sei auf diese Absicht eingegangen, weil er des Glaubens gewesen sei, damit seiner Herrin einen Gefallen zu thun. Der Ehrenhold hält demgegenüber seine Klage aufrecht; die Hauptleute hätten Max aufgehalten und dadurch ihre Dienstpflicht verletzt. Die Drei bleiben bei ihren Aussagen und geben sie zu Protokoll. Nach ergangener Beratung verdammt sie das Gericht zum Tode; gerade wie der Tanawäschel[1]) im Spiel trotz seiner Verteidigung mit dem Leben für seine Unthat, die Verseuchung des Landes, büssen muss. Aber wie er, sterben die Hauptleute als reuige Sünder, nachdem sie gebeichtet und auf der Richtstätte das Volk mit ihrem Beispiel gewarnt haben.

3. Die Einwirkungen der Heldensage.

Als Grund für die Verhüllung der Namen im Teuerdank führt Pfintzing in seiner Clavis neben der Vermeidung des Verdachts der Schmeichelei an: „das auch mit solhem

[1]) Creizenach vergleicht ihn mit der Influenza. Das Spiel vom Tanawäschel steht bei Keller im I. Bd., S. 468 ff.

půch, denen so vorzeiten die allten heldenpůcher geschriben haben nachgeuolgt wurde, dann mich bedunckt das dem gemain man nit not sey den grundt zůuersteen". Man legte sich die von den Heldenbüchern überlieferten Namen etymologisch zurecht, so gut es gehen wollte. Bei einigen, die in ihren Bestandteilen noch erkennbar waren, erhielt man einen befriedigenden Sinn; daraus zog man den Schluss, dass die Namen bloss noms de guerre, gebildet und angenommen seien, um die Träger der Dichtung zu verbergen. Es wurde das für das Wesen der alten ächten Heldenpoesie geradezu als charakteristisch angesehen, gerade wie Pfintzing die Allegorie für das spezifisch Poetische ansieht. Die Namen der drei Hauptleute sind erdacht „damit die dreytail des allters dest klerer mügen beschriben werden, vnd der history ainen form vnd lieblichait zůlesen geben". Wenn Teuerdank in 74 den Unfalo verjagt, wenn er in 75 zu Neidelhart kommt, ist das ebenso eine „poeterey" wie Ehrenreichs Kreuzzugwerbung und die Erscheinung des englischen Geistes. (Vgl. die Clavis, Haltaus S. 183 ff.)

Max war ein begeisterter Verehrer der mittelhochdeutschen Dichtung, namentlich des Heldensangs. In der Schilderung, die Max, der begünstigte Erwählte der vielumworbenen Ehrenreich, von sich entwirft, 2867 fol. 21 a, fehlt der Hinweis darauf nicht:

„. . . . .
Er het auch solich kraft vnd schicklichait
Mit vernunfft vnnd beschaidenhait
darzu gelert aus der welt cronicken
vnnd der beruembtisten Riters helden historien
vnnd den grundt der püecher erfaren gar
dauon gesagt vnnd gesüngen ist furwar
der Jung held bedacht sich da. mit fueg
vnnd maynnet Er het erfaren genueg
dann das Er das mit der hanndt beweret
. . . . .
Nach Eeren wolt Er thun ainen Rit.
vnnd abenthewr zu vberwynden vnderstan . . ."

Max stellt sich so geradezu als Nachfolger der alten Recken hin, wenn auch im Diktat des geheimen Jagdbuchs die Bezeichnung „grossmechtigen Waidtman und Recken

Maxmilian" durch „grossen Waidtman" ersetzt wurde, weil sie ihm für blosse Jagdgeschichten nicht angemessen erschien. Vgl. g. Jagdbuch, Karajan S. 40 Anm. 2. Mit welcher Liebe hat er über jene Vermächtnisse der Vorzeit gewacht, mit welcher Sorgfalt folgt er der Arbeit Johann Rieds, wie sucht er ihm jede Störung zu ersparen, damit das grosse Werk zustande komme! Vgl. die Verfügungen, die aus dem Innsbrucker Statthaltereiarchiv im Jahrbuch der k. Sammlungen veröffentlicht sind, Bd. II S. VIII ff., 600 (1499), 603, 734 (S. XX). 1515 befiehlt er der Regierung in Innsbruck, seinem Zöllner am Eisack, Ried, „für das schreiben, so er uns noch an unserm heldenbuch thun soll", eine Ehrengabe zu überreichen[1]). Die Fresken in Schloss Runkelstein, die die Sage von Tristan und Isolde darstellen, erfreuen sich seiner besonderen Aufmerksamkeit; „Item daz sloss Runcklstain mit dem mel lassen zu vernewen von wegen der guten alten istori und dieselb istori in schrift zu wegen bringen" (fol. 33 Gedenkbuch von 1502[2]), vgl. auch Bd. II, Aktenstück 736, 737[3]). Sogar als Ausleger der Heldensage ist er thätig gewesen, vgl. Chmel, Hdschr. d. w. H.-B. 1, S. 477 (2834 Zw. Fol. 76 und 77. 2 Bl. (Register Kays. Mt. puecher): „Die exposicz vber daz heldnbuch zu Rücklstain". (Runkelstain?) Die Artussage zog ihn an (Urk. & Reg. aus dem K. K. H. u. St.-Archiv zu Wien, hrg. v. Dr. Hch. Zimmermann, Gedenkbuch von 1502, S. XLII, 230) „Item der kunig sol suchen den risen in kunig Arthos cronicken, der mit kunig Artus gefochten hat und aus Britanj gewesen ist[2])." Bei feierlichen Gelegenheiten pflegte er jene alten Bräuche nachzuahmen, so beim Reichstag zu Worms 1595 (Wilwolt von Schaumburgs Geschichten und Taten, hrg. v. Keller, Bibliothek des litt. Vereins 50, S. 158):

„Es ist auch zu geschmück diser hendl dieselben zeit gesagt, wie die kunikliche majestat ein ordnung gemacht, das sich etlich fürsten und ritter der namen der alten taffrunder (*? tafelrunder) gebrauchten, und als wie bei künig Artus zeiten auch geschehen, schlugen und geselliklich versuchten. Darumb wart aus hüpscheit die aller schönst junkfrau im frauenzimmer darzue verordent.

---

[1]) Bd. II, S. LXIX, 1195. [2]) Jahrb. 1, S. XLII. 230. [3]) S. XXI.

Wie Herzog Albrecht Von Sachsen Und Her Wilwolt Von Schaunburg Sein Obrister Haubtman Sich Zu Wurmbs Mit Einander Schlugen. [128 b] Dieselb junkfrau vordert den aller löblichisten fürsten herzog Albrechten von Sachsen, also sprechende: Aller lobs reichster fürst, eur ritterlichen tugent ist unverborgen, wie in diser stat Wurmbs vor zeiten die aller manlichisten künig, fürsten und ritter in wanung gehabt und, an in breis zu gewinnen und verliesen, mancher küner reck iren hof gesuchtn, vor den künigin und frauen ir werdes lob gemert, manche ritterspill, auch kempflich ernst in rosengarten und ander enden geübet . . .“[1])

In dem Gedenkbuch, das die Jahre 1509—1513 umfasst, Cod. 2900 der Hofbibliothek fol. 4 (Chmel 2. S. 459), findet sich unter den Büchern, die der Kaiser „auf ain News daunen richten“ will, ausser „Neydlhardt, Pharrer am Kolenperg vnnd Pfaf Amus“ (Ameis) auch „Dietrich von Pern“.

Der Grundgedanke des Gedichts, die Brautfart, mag Max durch das Spielmannsepos nahegelegt sein; die Wirklichkeit liess sich mit ihr sehr gut vereinen. Wie die Codices sich mehr an die Wirklichkeit halten, lassen sie auch die Einflüsse der Heldensage deutlicher erkennen. Kap. VI des Codex 2867 erzählt, wie „künig wünndrer die künigin Erenreich mit krieg angreyfft[2])“. Im ältesten uns erhaltenen Entwurf des Teuerdank, fol. 132a des Codex 2834, findet sich dieses Kapitel schon, wie in der Handschrift 2867, an sechster Stelle, von des Kaisers eigener Hand vorgemerkt[3]). Dass dieses Kapitel ein Überbleibsel sei von einem einst selbständigen Buch vom Fürsten Wunderer, möchte man aus einer Gedenkbuchnotiz entnehmen, die anweist, Teuerdank und Wunderer in den Weisskunig einzureihen[4]). Der Name

---

[1]) Ähnlich haben wir uns wohl die verlorene Werbung der drei Jungfrauen an Freidal-Max vorzustellen. — Mit welcher Begeisterung die thatenfreudige Ritterschaft der damaligen Zeit — sicher nicht ohne Maxens Zuthun — die mhd. Heldendichtung aufnahm, zeigt uns die sehr interessante Vorrede der Geschichten und Taten, S. 4, 5, vgl. namentlich auch S. 194.

[2]) fol. 13 b ff. [3]) Bei Laschitzer S. 65.

[4]) „Item in den weyssen kunig zu stellen die comedi vom Teurdangk und tragedi vom fürsten Wundrer“, Lasch. S. 9 ff.

Wunderer ist offenbar aus Etzels Hofhaltung im Heldenbuch Kaspars von der Rhön entnommen. (Über den Namen vgl. J. Grimm[1].) Die Charakteristik Wunderers ist in dem Kapitel dieselbe wie im Heldenbuch. Dem „wilden wunderaere“ entspricht der ungeheuere wilde Mann (2867 fol. 14, 14b). Dem selbständigen Wunderer lag wohl die Idee des Heldenbuchs zu grunde: Der junge Held Max sollte Ehrenreich gegenüber eine ähnliche Rolle spielen, wie Jungdieterich gegenüber Frau Saelde. Dafür spricht auch, dass der Krieg Wunderers in Zusammenhang mit der Zurückweisung seiner Werbung durch Ehrenreich gebracht wird, was freilich den historischen Thatsachen nicht entspricht[2]). Das Vorbild der Heldensage liegt ferner Kap. IX 2867 zu grunde: „Wie der Thewrdannck mit seinem vater dem alten weysen künig Redt vnd von Ime vrlaub nymbt[3])“. (2867 fol. 22a ff.; Druck IX.)

Deutlich sind auch die Einwirkungen in den Kapiteln des Codex 2889, die die Vermählung des Helden mit Ehrenreich, sowie den Bericht: „wie die kunigin Erenreich mit Irm gemahl dem Thewrdanckh redt von wegn der vnglaubign, vnd das der Tewrdanckh an die vnglaubign ausszeucht,“ erzählen.

2889 fol. 52b:

„Do gienng dy edl kunigin zardt
Zu dem teurlichn heldt
den sy zu gemachel het erwelt
Vnd schenckht im ain khraentzlen rain
Darin was manig edl gestain
fol. 53a: Das solt er nit von im lan
Gross gluckh wurd er damit han
Zu vechten alle zeit
Wider die vngelaubigen leyt.“

Der Abschied schliesst sich ganz an den Wunderer an:

fol. 53a: „Tewrdannckh der werde man
Nam vrlich von der kunigin werdt
So gab im manign segen so sy hat gelert
Sy wunscht im gluck vnd hail nembt war . . .“

---

1) Deutsche Mythologie II, S. 861 und Anmerkung 1.

2) Vgl. Einkleidungsabenteuer.

3) Vgl. die Parallelscenen im Weisskunig und Freidal, W. K. Schultz S. 130 Zeile 10ff., Freidal S. XXXV u. XXXVI.

Vgl. dazu v. d. Hagen und Primisser, Heldenbuch Kaspars v. d. Rhön, S. 66 Str. 129, 130:

129 Dye junckfraw (saelde) sprach . . .
„. . .
ich wil dir thun ein segen,
das du des sicher pist,
das du von keynem degen
nymer erslagen wirst.“
130 Sie thet jm do den segen
der ir von got was kunt
von irer frumckait wegen
gab ir got sulchen funt“ . . .

Im Druck ist diese hübsche volkstümliche Darstellung beseitigt. Antikisierende Elemente sind an ihre Stelle getreten; wie ein Vergleich mit der sicher älteren Beschreibung der Ehrenpforte von Stabius lehrt, durch dessen Einfluss.

Goldast-Pirkh. opera S. 177 (porta honoris 1515 p. St.): „In turri, ab vtroque latere, penes stemmata illa sanguinea insignia ista, de quibus antea mentionem fecimus, visuntur, quemadmodum etiam supra Caesaream Maiestatem viginti tres victoriae depictae conspiciuntur, quae sunt alatae istae foeminae Laureas manibus suis gestantes, innuentes Laurum apud priscos victoriae esse attributam, quaque victores eadem coronati fuerint: Et quoniam Arbor ista semper virescit foliaque sua numquam deserit, ita etiam aequa ac iusta victoria semper virescere nec vnquam ex posterorum memoria aboleri debet. Victoriarum autem harum significatio dilucidius ex Rhytmis adscriptis explicatur.“

K. 107, 6—35.

. . . . „damit seyt begabt,
Dann dasselb kraut die tugent hat,
Das es keim wol auf dem haubt stat,
Er hab dann mit Ritters eren
Sein leben vilfeltig thun mern,
Vnnd an Im aller tugendt schein,
Darumb wirt es genant Laurein.
Vnser vorfarn haben die Cron
Gar vil für kostlicher gehon,
Dann Silber oder das gold rot.
Wer ein erlich sach gethan hot,

Vnnd hie auf der erden sein zeit
Verschliessen mit krieg vnnd in streyt,
Erlich aus Ritterlichem můt
Vor allen schanden hat behůt,
Den haben Sy begabt damit,
Mit Eren nach der Romer syt.
Nun bin Ich warlichen bericht
Vom Ernhold, das Ir habt gericht
Ewr leben nach allen eren
Vnnd biszher nye thun begeren,
Das Eüch nit wol wer gestanden an . . .
Darumb Ich billich Eüch geben sol
Disen kranntz zů eim rechten lan,
Dieweil Ir vor anndern die Cron
Ritterlicher zucht tragen seyt.“

Maximilian zieht im Druck ganz nach der Art der Recken der Vorzeit, allein, nur von seinem getreuen Ehrenhold begleitet, gestellt auf Gott und sein gutes Schwert, auf Abenteuer aus. Die Codices erwähnen bisweilen sein Gesinde. In den Jagdgeschichten, wie im Neidelhart ist der Anteil der Nebenpersonen möglichst gedrückt. Daher auch die Darstellung von Grossthaten in der Schlacht als Einzelkämpfe, verabredeter Spiele als blutigen Ernstes (Claude de Wadre). Bisweilen spielt er seine Rolle als edler Recke sehr zur Unzeit auf dem Schlachtfeld. Er geberdet sich wie der irrende Ritter der Heldensage, wenn er es verschmäht, aus der Unvorbereitetheit seines Gegners Vorteil zu ziehen. Der Weisskunig (Schultz S. 229) erzählt, wie er im Nebel unbemerkt an der Feinde Lager kam und alles gegeben war, um einen vernichtenden Schlag gegen sie zu führen. S. 229,10 ff.: „Als der jung weiss kunig sach, das nyemands da wär, was er des willens, das streitgeschutz abgeen zu lassen und die plaben zu warnen, damit sy wissten, das der streit verhanden were; das widersprachen ime die alten hauptleut, vermainten, sölich schiessen were nit wolgethan. Darauf antwurt (fol. 381 a) inen der jung weiss kunig: es were war, es were nicht weislich aber eerlich gethan; sy möchten sonst sagen, man het sy mörden wellen . . .“ So warnte er die Feinde und gab dem grössten Teil Gelegenheit, sich zu retten. Einen Zug wider „ain seltsame gemain“, die sich unterstehen wollte, „ime ain smach zuzefuegen", unternahm er mit Kriegsvolk das er „aus freyem dank" versammelt hatte; da sie dem Krieg auswich, einigte er sich mit ihr. W. K. S. 321.20 ff.: „. . . dann denselbn krieg tet der weiss kunig allein von erntwegen, damit ime dieselb gemain kain smach bewiss, das er dann also furkam und abstellet."

Man hat wohl gesagt, dass Teuerdank den ziemlich durchsichtigen Ränken seiner drei Feinde gegenüber eine ziemlich arglos einfältige Rolle spiele. Selten kommt ihm einmal ein Gedanke des Misstrauens, wie Hdschr. 2806, 45, fol. 45 a; 47, fol. 47 a:

„dem Thewrdanckh hueb zu graussen an
ob disem valschen vngetrewen Man
. . . . ."

Vgl. auch 48, fol. 48 a. Aber auch dieser Zug der Arglosigkeit war ihm in seinen Vorbildern überliefert; ohne sie wäre überhaupt der Teuerdank, der seine Hilfe nur bei Gott sucht, ein Unding. Max rechtfertigt sich Cod. 2889 fol. 42 a selbst hierüber:

„Als nun dy drey hauptleut kumen (für früheres „gerichtet")
Do fragt dy kunigin hochgeboren [waren
Warumb ers gelitten hett so lanng
Von in solhe pein vnd zwanng
Vnd so lanng bey In weliben wer
Vnd nicht het verkundet dy mer
Der heldt ir do ein anntwort gab
42 b. Zum ersten ichs nit verstannden hab
Ir vntrew het ich nit vermeint
Ir bosheit dy sich hat wescheint
Bis auff das lest nam ich sein war
Noch laid ich mich bisher dar
Vnd wolt ir kain vermeren do mit
Dardurch kain auffrur machen nit
Bis mir got so vill glucks sanndt
Vnd ich her khem zu euch zu lannd . . ."

Vgl. auch a. a. O. fol. 39 b:

„Wie vill er het erlitten not
Doch er niemannts verklagen wot
Kain vnglimpff er auff niemannts leyd
Das mach sein stoltze fursichtigkait."

Im Ganzen muss man urteilen, dass Maxens Gestalt als Held im Druck den Codices gegenüber eher verloren als gewonnen hat. Namentlich in der Kreuzzugepisode. Im Codex greift er gleich frisch und getrost zu; im Druck muss erst ein Engel in Bewegung gesetzt werden, um ihn zur Übernahme zu veranlassen.

Über die Herkunft der drei Pässe lässt sich leider etwas Bestimmtes kaum sagen. Immerhin erscheint es mir nicht unwahrscheinlich, dass sich Max auch hier an das Vorbild der Heldensage angelehnt hat.

Hans Heüsl von Salzburg erzählt in seiner Herzog Adolf zu Schleswig gewidmeten Beschreibung der Reise[1]) des Prinzen Philipp von Spanien (1549—51) S. H II:

„Die Abentheür des Finstern Schloss.

Des volgenden tags hernach / so der XXV. Augusti gwest / Hat man vnnter dem Schloss / ausserhalb dem Stettlein[2]) / In einem weiten vnd grossen garten / die Abentheur des finstern Schloss zůuersuchen / vnnd bestehn angefangen / Vnd ist solche kurtzweil vnd Ritterspiel / von Hochgedachter Künigin Marien (von Ungarn) / seinner F. D. zů eren vnd freüden / dermassen artlich / geschicklich / nach art vnd manier / als etwann von den Rittern auss Engelland / oder Rittern von der Runden Taffel / vnnd Künig Artus Hoffgesinde vnd andern / Inn alten Historien vnd Bůchern / kurtzweilig gelesen wirdt / erdicht vnd gefunden worden / Das sich ob jr .... verstand / menigklich nit wenig verwundert. Dann jr. Kü. May. .... ein schőn artlich Schloss .... gantz lustig machē / .... vmb dasselb / noch ein seer tieffeen vnnd weitenn Wassergrabenn fůrenn / .... es ganntz Rings vmb mitt Tůcheren / so wie Wolckenn gemalet / also das mann es nicht sehenn mőgenn / vmbziehenn lassenn / (H II b) Derwegen es auch das finnster Schloss / le Chasteau tenebreux / gehaissen / vor welchem Schloss / auff aim schőnnen grůnen platz ain artlicher Felss /

[1]) Vgl. S. 10.

[2]) „Pynnss .... in Arthoiss“ (S. G.), das ist wohl Binche im Hennegau.

gleich gestalt von tůch vñ holtz / gar natürlich gemalet / vnd geferbet / Vnd auff dem selben ain viereckete rote Seule / natürlichem marbel gleich angestrichen aufgericht / In derer vberzwergs / ein Schôn guldes Schwert / mit vil Edelen gesteinen / gar Kôstlich geziert / biss an das Creütz / gesteckt / . . . .

Hierseits des Wassers / ware abermals auff ainnem platz / mit Wendenn von prettern gemacht / vmbgebenn / ain hohe Seülen / an wôlcher ain Schildt mit aim Gulden Lewen hieng / Vnd hart darbey ein gemalter Thurn / mit ainer grossenn zwifachenn Pfortenn / So der gefahrlich Thurn / namenn hette. Vor disenn warde ain Schône / lannge vnnd weite Bahn / mit Sannde gestrewet / vnnd zů baiden seitten mit gůttenn starcken Schrancken gar wol versehen. Zům ende der selben abermals an ayner hohen Seülen / ain weisser Schildt mit ainem schwartzen Adler gehenget. Vnd hart darbey noch ain anderer Thurn / mit starcken Thoren (So mann den vngewissenn durchzug hiesse) Vor welchem überzwergs des vorigenn / abermals zů baiden seitten mit gemalten Wenndenn / von holtz auffgeschlagen / ain andere lange ban / gantz wol zůgericht / Vnnd auff der mitte der selben / ain Bruckenn über ain tieff Wasser / Darauff Thorschrannckenn / so mann zů vnnd auffschlusse / Ann welchenn ain klain hültze thürnlein. Vnd vor den Schrancken die dritte Seüle / gleicher gestalt wie die andern / An derenn vnnter ainem weissenn Schilt / mit ainnem Rotenn Greiffenn / ain ehren Horn hieng / Vñ zů ende d'Ban / an ainer nidern grossen Seülē / die geding vnd gebreuche / der Abentheürlichen Insel etc. Nach lengs in, dreyerlay spraach geschriben stůnden . . . . Am Erstenn Pass / dess vngewissen Durchzugs / Wart der Ritter mit dem Rotenn Greiffenn / so der Graff von Arnberg / oder der Herr von Brabanson war.

Den ander Pass / des gefâhrlichen Thurns / verhůtet der Herr von Hochstraten / oder Ritter mit dem schwartzenn Adler.

Vnd am dritten Pass am Wasser / hielt der Graff von Egmont / So der Ritter mit dem Guldenn Lewenn / genañt wardt.

Im finstern Schloss aber / wart der alt Herr von Corbaron . . . .“

Die Sage, die Maxens Enkelin diesem Ritterspiel zu Grunde legte, mag dem Kaiser bekannt gewesen und von ihm benutzt worden sein.[1])

Freilich möchte ich damit die Möglichkeit nicht abweisen, dass Maximilian nicht zugleich auch persönliche Erlebnisse im Auge gehabt hat. Und zwar die Verhinderung seiner Romfahrt.[2]) W. K. (Schultz) S. 323. 7 ff.[3]) klagt er: „Aber der plab kunig het in dem obge (fol. 519a) melten winter so stark practicirt, das alle päss und sonderlichen die vier hauptpäss mit streitsmacht und mit grossem kosten verwart wurden. Als der weiss kunig sölichs vernam, da understund er sich durch sein hauptleut ains tails derselbn päss mit seinem volk zu erobern und hiess sein volk die plab geselschaft an dem erstn pass angreifen; daraus erwuechss ain merklicher krieg ...." (1508, vgl. Schultz, S. 519.)

Merkmale einer höfischen Standessprache im Teuerdank und Freidal[4]).

Der Name „Teuerdank" entstammt, wie uns Cuspinian belehrt[5]), aus der „lingua gentilis", dem Ritterjargon. Diese höfische Sprache macht im Teuerdank sich namentlich in rühmenden Beiwörtern des Helden geltend[6]). So rechte Modeworte sind „teuer" und „teuerlich". Wer das Wildschwein allein besteht, ist ein „keckher knecht", Kap. 35,14, Teuerdank ist kühn, stark, edel, berühmt, loblich, wunderlich dazu lieblich und zart, adenlich, unerschrockhenlich, freydig, besonnen, milt, sighafft, unerschrocken, trutzlich, mandlich, tewr, fraydig und darzů seer frumb, tugentsam, unverzagt, wolkhünnendt u. s. w. Geradezu abenteuerlich muten uns bisweilen die epitheta ornantia im Freidal an, der an Ver-

---

[1]) Ich habe sie vergeblich bei S-Marte (Albert Schultz) gesucht.

[2]) Vgl. auch W. K. (Schultz) S. 321. 22 ff;

[3]) Vgl. S. 46 (Drittes Kapitel.)

[4]) Über das Versmass vgl. Haltaus S. 100. Max hat die Reimpaare des höfischen Epos im Teuerdank beibehalten; die wenigen Verse des Freidal haben gekreuzte Reime.

[5]) S. 486 De Caesaribus.

[6]) Sehr interessant wäre eine Untersuchung, inwiefern die Sprache des Epos im Teuerdank nachwirkt.

wegenheit hierin den Teuerdank weit übertrifft. Freidal ist nicht allein freydenreich, sondern auch grausamlich, lieblich, vnmussig, vnuerdrossen, abenthurlich, vnruebig, ruemreich, grosmechtig, lieb, allerhoflichst, hochspringend, wunsam, trutfin, vilgemellt, vnuorchtsam, vnbliplich, der allerfrundtseligist ritter Freidal, der offtbestimbt R. Fr., der aller wellt anmutig R. Fr., der freymutig R. Fr., wolkonend, ruospar, maisterlos, suess. Das „edell jung stolltz blut" strebt aus „angeborn und adellicher tugent vnd schuldiger eerbeweisung" nach ritterlichen Ehren; „er ist seins leibs ain helld", „besass wie ain vells", „hat sich lassen sehen als ein leow", ist einer „der nit wol feyeren kan"; er ist „mit seiner zierden daher klingend", er ist „auf die ban geschollen mit hôres craft". S. XXX wird von einer Fürstin gerühmt, dass sie „von aller wellt das erwort hat" die weiseste, reichste und hübscheste zu sein; es ist dort von einem Ritter die Rede, der „gantz ain frauenman" war, „von der wegen er vil, das erenleuten zugehort, thun mocht". Sehr interessant sind zwei Bemerkungen auf S. XXVI des Freidal, 27 und 29 Hof: in der ersten heisst es: „Ritter Freydal ... ist furter zogen in ainer grossen kunigin hof genannt n., von der gar gross ding geschriben sind ..."; die zweite besagt von einer Gräfin, dass sie drei Ritter gegen Freidal aufgeboten habe, „von denen ir manlichen ritterlichen thaten, die sy ze schimpf vnd ernst[1]) vilmaln mit der handt beweist haben, ain sunder buch gemacht //". Wir sehen, Grossthatensammlungen, wie der Teuerdank, der Freidal, sind in jener Zeit nichts Vereinzeltes, wenn wir sie uns auch weit geringer an Umfang, weit weniger prächtig in der Ausstattung vorzustellen haben. Sie werden wohl kaum viel mehr als Register von Kämpfen und Turnieren gewesen sein; über ihre Form lassen sich leider aus den knappen Mitteilungen keine Schlüsse ziehen. Sicherlich haben diese Bücher einen privaten Charakter getragen, nicht darauf Anspruch erhoben, als Heldenbücher der Nachwelt überliefert zu werden, wie der Teuerdank, weil sonst wohl das Eine oder Andere gedruckt worden und auf uns gekommen wäre.

[1]) Also nicht blosse Turnierbücher.

Fünftes Kapitel.

DIE EINZELNEN ABENTEUER.

1. Die Einkleidungsabenteuer.

1. Die Datierung, die den Teuerdank eröffnet, ist erst eine späte Errungenschaft; die beiden Codices kennen sie nicht. Die Zahl ist natürlich ganz willkürlich. Marias Mutter, Isabella von Bourbon, starb am 28. September 1465. (Heuter S. 117,1.)[1]) Margarete von York, Karls des Kühnen zweite Frau, wird im Teuerdank gar nicht erwähnt.

2. Das Zögern Karls, sich für einen der Werber seiner Tochter zu entscheiden, ist historisch. Vgl. i. gz. W.-K. S. 123. Ludwig XI. erhebt trotz der Abmachungen von Trier und Neuss Einspruch gegen eine etwaige Heirat Marias mit Max. Vgl. Ludwigs Instruktion an seinen Gesandten, Commines S. 256 Anm., XII. Bd. der Kollektion. Von den zwölf Bewerbern zählt Fugger IV, S. 6, 7, 8, zehn auf:

1. den König von Kastilien und Leon; ? [2])
2. den König von Neapel, Prinz von Tarent; Ferdinand.
3. den Herzog von Savoyen; Philibert.
4. den Herzog von Mailand; Giovanni Galeazzo.
5. Georg, Herzog von Clarence;
6. den Herzog von Angoulème;
7. den Herzog von Cleve; (für s. Sohn Johannes.)
8. den nachmaligen Karl VIII. von Frankreich;
9. Herzog Ludwig von Luxemburg, Graf zu St. Paul (wohl für s. Sohn, vgl. Birken S. 845,1.)
10. Maximilian;

wozu nach Birken S. 844,2, 845,1 noch Philipp von Ravenstein und Herzog Reinhard von Lothringen kommen.

---

[1]) Die kleinen Ziffern bedeuten hier die Spalten; im W. K. die Zeilen.

[2]) Alfons, Heinrich IV. Bruder starb schon 1468. Statt seiner dürften eher Karl von Geldern (Birken a. a. O.) sowie nach d. l. Marche III, S. 243 der Monseigneur d'Escalles, der Bruder der Königin Elisabeth von England in Betracht gekommen sein.

3. Der Anfang des entsprechenden Kapitels in den Codices (2867 : 3, fol. 6a—8a; 2806 : 3, fol. 5a—6a) hat die Wirklichkeit treuer festgehalten als der Druck: „Der künig strit Ritterlichen nach Eeren.“ Die Situation ist genau gewahrt, Ruhmreich befindet sich im Feld bei „N.“ (Nanzig[1]), Cod. 2867 S. 6b, neben einem Wassergraben, vor einer Stadt. Die Vorschrift für das Bild in 2867 f. 5b geht noch weiter: er soll in seinem Harnisch liegen und sterben, und viel Volk soll bei ihm sein zu Ross und zu Fuss. Der ausgeführte Holzschnitt hat diese zahlreiche Umgebung beiseite gelassen. Über den Vorgang vgl. Molinet Bd. I, S. 234, 235, de la Marche III, S. 240. Theodoricus Paulus S. 305, 1477; S. 305 berichtet, dass die Leute, die mit der Bergung des Leichnams beauftragt waren, Karls Haupt von der Erde, an die es angefroren war, ablösen mussten. — Vgl. W.-K. S. 121.

4. Vgl. W.-K. S. 121,18 ff. — Die ganze Erzählung, dass Karl vor seinem Tode ein ordentliches Testament auf dem Schlachtfeld gemacht habe, beruht natürlich auf Erfindung. Karl wurde auf der Flucht erschlagen, er hatte wohl kaum Zeit zur förmlichen Sendung des frommen Mannes. Immerhin mag er einem Vertrauten gegenüber sich auf der Flucht über seine Pläne mit Maria ausgesprochen haben. Weit wahrscheinlicher scheint es mir freilich, dass Max diesen Zug eingeschoben hat, um seine vielbestrittenen Ansprüche auf Maria zu stützen. Im anderen Falle wäre diese letztwillige Verfügung Karls sicher bei den Verhandlungen um die Heirat mit Max betont worden. Fugger stellt eine förmliche Erörterung darüber an, wen Max darunter verstanden habe. (III. S. 23.) Er kommt zum Resultat, dass es Anthonius, der grosse Bastard von Burgund, gewesen sei, der die „erschröckhenliche Zeittung“ Maria überbracht habe. Vgl. dagegen Th. Paulus, S. 305. Anton war gefangen, Molinet a. a. O. S. 236.

5. zeigt wörtliche Anklänge an W.-K. S. 123. Von einer testamentarischen Bestimmung Karls ist dort keine Rede. Karls Vorliebe für den jungen Max wird hervorgehoben. Vgl. Autob. Schultz S. 427, Zeile 33. W.-K. 123,14 ff.: „Sy

[1]) „Er nam Ime fur zu. N. ainen [pam] garten darynnen wolt Er sterbenns Erwartten . . .“

(Maria) wisset wol, wann ir vater ainen beruembt het, das demselben also was; darumb vermainet, sy bedörft nit zweifl, der jung weiss kunig were der edlist und der thewrlichist, und dise (fol. 208 a) zwo kunigin, die mueter und tochter, beschlossen also mitainander, das die tochter kainen andern man nemen sol dann den jungen weisen kunig". Commines hält viel weniger von Mariens Festigkeit. Bd. XII S. 332 erzählt er, dass sie anfangs der Heirat mit dem Dauphin günstig gewesen sei; S. 333: „et croy veritablement que si le Roy eut voulu q'elle eut espousé monseigneur d'Angoulesme, qui est de present, q'uelle l'eut fait, tant desiroit demeurer alliée de la maison de France".

6. des Teuerdank. Marie hatte auf Wunsch ihres Vaters Max einen Brief und einen Diamantring gesandt. Er wurde nachher vom Herzog von Baiern, Maxens Gesandten, im Rat Marias vorgezeigt. (Commines XII, S. 334.)

6. der Handschriften. Im Druck gefallen. Vgl. W.-K. S. 123,39 ff. „Nun het der kunig von Frankreih auch ainen sun; derselb kunig liess in vil weg bey der jungen kunigin handeln, das sy seinen sun nemen solt, und gab darauf haimlichen vil gelt aus, in maÿnung, dieselb jung kunigin seinem sun mit practictn zu erlangen". Ludwig liess Maria sagen, Max sei ungestalt; sein Sohn dagegen schön und ihrer würdig; in Wirklichkeit lagen die Verhältnisse umgekehrt; vgl. wegen dieser Ausstreuung W.-K. S. 133. Die Bemerkung, dass Maria durch Verhandlungen einen Frieden von Ludwig erlangt hätte, entspricht nicht der Wirklichkeit. Max bekam vielmehr gleich in diesem Krieg Gelegenheit, seine kriegerische Tüchtigkeit zu bewähren. Ludwig hatte unmittelbar nach Karls Tode Artois und die Pikardie besetzen lassen; die viel spätere Verlobung mit Max kann ihn also nicht erst dazu veranlasst haben.

7. 2867 : 7 (fol. 16 a—18 b) 2806 : 7 (fol. 11 a—12 a).

„Sy begerten die künigin zuuerheiraten vmb gelt
wie dann Jetz der gemain lauf ist in der welt." (2867 f. 18 a.)

Vgl. W.-K. S. 123,24 ff. „Die landschaft namen ainen bedacht und underredten sich mitander. Nun was ain jeder auf des seyten, dem er die kunigin vergunet; etlich theten sölichs aus gab, etlich aus andern ursachen, doch die maisten waren mit gelt ubergeben. Aus dem ist zu gedenken, das etlich das gelt heten genomen, die kunigin het wol oder ubl geheirat." Das Kapitel hat auf seinem Wege zum Druck tendenziöse Änderungen erfahren. Etliche Räte und die drei Hauptleute schliessen einen Bund, Teuerdank nicht in das Land zu lassen. Sie fürchten Verlust ihrer Gewalt und ihres Regiments durch einen thatkräftigen Herrscher. Die Hauptlaute besetzen ihre Pässe etc., vgl. auch die Vorschrift für den zugehörigen Holzschnitt, 2867 fol. 15 b. Cod. 2806 weiss schon in der Überschrift nichts mehr von Räten; die Hauptleute „schölten sich (dort) besonder aus der künigin Ratt"; im Text ist von einer Mithilfe von Räten keine Rede. Der Druck spricht nur unbestimmt von Etlichen, die für ihr Regiment fürchteten; auch dort spielt das Geld eine Rolle. Der Grund zur Unterdrückung der Räte mag in dem Umstand liegen, dass Maxens Räte in weiten Kreisen ebenfalls der Bestechlichkeit geziehen wurden. Vgl. W.-K. S. 176,$_2$ ff.[1]); Ulmann I, 804 ff.

Wahrscheinlich hat Max an Mariens Kanzler, Wilh. Hugonet, und an Humbercourt gedacht, die Häupter der ersten Gesandtschaft Marias an Ludwig. Commines sagt darüber S. 268 ibid: „Nostre Roy (Ludwig), avant les avoir ouys, tant en general que en particulier, mit grande peine à gagner chacun d'eux, et en eut humbles paroles et reverences, comme de gens estant en crainte: toutesfois ceux qui avoient leurs terres en lieu où ils s'attendoient que le Roy n'allast point ne se vouloient en rien obliger au Roy, sinon en faisant le mariage de monseigneur le Dauphin son fils à ladite damoiselle. Ledit chancelier et le seigneur d'Hymbercourt, qui avoient esté nourris en très grande et longue authorité, et qui desiroient y continuer, et avoient leurs biens aux limites du Roy (l'un en la duché de Bourgogne, l'autre en

---

[1]) (Die Vlaamen) „namen fur ain ursach: er verzeret sein und ir guet mit kriegen und spilen, und seine räte und hauptleut weren dieb. Das was alles die unwarheit, dann er het alle seine tag nye 1000 guldein verspilt; es waren auch seine räte und hauptleut frum und erber, (f. 289 a) er het sonst so grosse kriege nit mugen furn."

Picardie, comme vers Amiens), prestoient l'oreille au Roy et à ses offres, et donnerent quelque consentement de le servir en faisant ce mariage, et de tous poincts se retirer soubs luy, ledit mariage accomply." Vgl. auch S. 284 ib.

8. bietet nichts Bemerkenswertes.

Wegen 9. vgl. W.-K. S. 125,15 ff. Maxens selbstbewusster, mutiger Ausspruch: 23 ff. „herr vater, es ist nichts schöners, dann die recht eer, und got dem allmechtign ist nichts gefelligers, dann in seinen gepoten zu leben, wie mag ich dann in der welt pas die eerlich eer erlangen, dann von wegen diser edln kunigin der eeren? wie mag ich dann got hocher gedienen, dann das ich von wegen seines götlichen gesetzs mein hand ausstreck in die ewig gedächtnus?"

10. Vgl. S. 41 ff. Die Codices kennen das Kapitel nicht.

Kap. 11 des Drucks entspricht 10. des Codex 2867; 10. des Cod. 2806. Die Reden des Ehrenholds und Maximilians sind im Druck erweitert worden.

12 des Drucks entspricht 11 des Manuskripts 2867; 11. des Cod. 2806. Kap. 12 des Drucks zeichnet sich vor den übrigen und dem des Manuskripts formell durch dreihebige Verse aus, der gewöhnlichen Vierzahl gegenüber. Es hat dadurch mehr Lebendigkeit bekommen. Man glaubt fast, Anklänge an die Minnepoesie zu hören, wenn Teuerdank sagt: „Des mich ein Küngin zwanng, Zů der mir stet mein syn". Vers 24, 25.

Wegen der Kapitel 24, 25, 74, 75, 97 vgl. Allegorie.

Wegen 107 vgl. S. 74 ff.

Wegen 108 vgl. S. 69 ff.; wegen 109 ibid.; desgl. wegen 110, 111, 112.

Wegen 113—117 vgl. S. 46 ff.

2. Die Jagdabenteuer.

Unter den achtundachtzig Fährlichkeiten des edelen Teuerdank sind nicht weniger als 34, also mehr als ein Drittel, auf dem „gejaid" eingetreten. War doch das Waidwerk seine liebste Erholung, es war ihm mehr als ein blosser Sport, es wurde ihm so zum Bedürfnis des Lebens, dass er sich dadurch sogar in der Wahl seiner Aufenthaltsorte bestimmen liess[1]). Vorstellungen, die ihm wegen dieser Leidenschaft gemacht wurden, fanden kein Ohr; es genierte ihn wenig, wenn seine Fürsten seinen übertriebenen Eifer missbilligten[2]). Im geheimen Jagdbuch, wie im Weisskunig nimmt er Gelegenheit, seine Liebhaberei zu verteidigen. „Auf ain zeit las der jung weis kunig in ainem puech, — so beginnt das Kapitel vom „paissen“ im Weisskunig — [3]) daryn waren geschriben diese wörter: „du kunig nym war der valken und der hirschen und ergötz dich in den gejaitn, das dir zugeben ist, das du nit einfallest in die sundlichen und weltlichen laster“. Anders rechtfertigt er sich im geheimen Jagdbuch und einer anderen Stelle des Kapitels vom „paissen“. Liebenswürdig sagt er im Jagdbuch: „Du kunig von osterreich / mitt dein erblanden zw dem Haus osterreich gehorundt / solst dich Ewiklich freyenn des grossen lust der waidmanschafft / so dw fur all kunig vnd fursten hast zw deim gesunntt und ergetzlichaitt / Auch zw trost deiner vndersassen / das dw Inne bekantt magst werden / [sich] auch der arm als der reich / der reich als der arm teglichen an solhem Waidberich Iren Zwgang mogen haben / sich Irer nott zu beklagen vnd anbringen / Dw in auch solichs wenden magst mit lust / die armen In der Ergetzlichait der Waidmanschafft magst dannen Richten / dartzw dw allzeitt deinen Secretary vnd ettlich dein Rett mit dier an solich Waidmanschafft solst nemen / domitt dw den gemain man / so dich also besuechen vnd zw dier komen / mag (st) Abzwfertigen / das dw dan pas am Waidberich / dan in Heyssern thuen magst. domitt dw auch kain Zeitt verlierst / so solstw

[1]) Kirchlechner S. 12, Anm. 8; „und der herczog von Österreich sol in demselb Monat Januari sein zu Insprugg“.

[2]) Wormser Chronik, Bibl. des litter. Vereins, 43. Stuttg. 1857, hrg. v. Arnold, S. 202: „König Maximilian ritt mit pfalzgraf Philippen kurfürsten gen Alzei auf das weidwerk, fieng eines tags über 120 hasen, aber Pfalz hat es nit fast gern“. Vgl. auch Cuspinian De Caesaribus S. 494: „Criminantur autem plerique, quod nimium venationibus indulserit, quodque eas ita exercuit vt saepe periculosissimis obiectus periculis, dum in altissimis rupibus capreas sectaretur, de eius vita dubitatum sit“. [3]) Schultz S. 92.1 ff.

also nimer Rue haben / allain wan die Falcken fliegen oder die Hundt Jagen. //" Karajan S. 22 ff.

Weniger ansprechend ist die Verteidigung im Weisskunig: S. 92, Zeile 33 ff. „Auf ain zeit rit ainer mit dem kunig, der redet zu dem kunig in sölicher maynung, als solt er nit so vil lust zu der valknerey und paiss haben. Der kunig verstund ine wol und fueret ine an die valkenpaiss und paisset mit den valken ain raiger; der raiger flog hoch in die luft, die valcken flugen weit von dem raiger in die höch; da fraget der kunig denselben, was ine bedeucht, ob die valken den raiger fahen wurden oder nit? Da sprach derselb: „der raiger ist inen zu hoch und ist den valken entrunen, dann die valken sein zu weit von dem raiger"; pald darnach waren die valken bey dem raiger und ob dem raiger und fiengen den raiger (fol. 161 b). Da saget der kunig zu demselben: „also uberwynd ich meine veind"; aber dise red waren demselbn zu scharpf. Darnach redt der kunig weiter zu demselben: „du bist wider dich selbs, dann wann ich nit an die valkenpaiss rit, darann jederman zu mir kumen mag, so rittest du jetzo nit neben mir, du hettest auch auf dasmal nit mit mir geredt und wurdest gar selten mit mir redn und ain anderer, der jetz mynder ist dann du, dem wurdest du mit grosser begerung nachlaufen". — Maxens hoher Schätzung der Jagdfreuden entsprach der Aufwand für dieselben. Er liess sich „sayker valkn und ander valken aus der Tatterey, aus der haidenschaft, aus Reyssen, aus Preyssen und von Rodys und von vil andern weiten enden des ertrichs bringen." 15 Falkenmeister, mehr als 60 Falknerknechte hatte er an seinem Hof; selten lag er lange in einer Stadt, „sonder die maist zeit von ainem kunigreich und land in das ander zoch, so paisset er underwegen albegen, wo er anders gescheft halbn paissen mocht und an denselben enden zu paissen het; er paisset auch gar oft und furwar den maistn tail bis in die nacht, das er in der nacht je ain meil, je zwo meil, je drey meil reiten mueset, bis er in sein nachtherberg kam, und als oft er krieg het, das dann vast die maist zeit krieg was gegen ime, und wann er gen veld zug, liess er sich in den kriegen (fol. 160 b) zu seiner zeit mit dem paissen nit irren" [1]). So hitzig war er, dass er sich keine Entfernung von der Strasse, keinen bösen Weg, „kain klain weter" verdriessen liess, weder Hitze noch Kälte scheute er. Reiher und Enten liess er mit grossen Kosten an gelegenen Gegenden seines Landes hegen. Niemand durfte in seinen Forsten und Jagden jagen; streng ging er vor gegen die Bauern, die „dann, wo sy uber das wiltpret kumen, kain mass halten, sonder irer pawrnart nach ausöden ... darumb solle ein jeder kunig auf die edl thier, das dem adl zugeben ist, sein aufmerkn haben". Einem obersten Jägermeister, 14 Forstmeistern, 105 Forstknechten und Überreitern lag die Aufsicht über seine Reviere ob; 2 Meisterjäger, 30 Jägerknechte unterhielt er, 1500 Hunde halfen ihm das Wild aufspüren. (Schultz S. 94. 13 ff., 36 ff.)

In einer Anzahl Handschriften legte oder liess er eingehende Beschreibungen der einzelnen Reviere niederlegen. Tirol behandelt Codex 266 des innsbruker Statthalterei-Archivs, vgl. Kirchlechner S. 13; über einen brüsseler Codex vgl. Busson S. 461, Anm. 3. Chmel beschreibt Bd. 2, S. 132 ff. Cod. 7962 der Hofbibliothek, der eingehend Seen, Fischwässer, Bäche der Grafschaften Görz und Tirol schildert, „durch antzaigen Martin Fritzn, der zeit seiner Kunigclichen Maiestat Vischmaister" von Wolfgang Hohenleiter angefertigt. Die Handschrift wendet sich wie das geheime Jagdbuch an die Nachkommen des Kaisers. (ao. 1504). Umfassender noch behandelt Codex 8103 der H.-B. (Chmel 2, S. 138 ff.) „Wildtpan vnd Gejaydt" im Erzherzogtum Österreich unter und ob der Enns, sowie die Fürstentümer Steyer, Kärnten, Krain und die fürstliche Grafschaft Cilli; Wilhelm von Greyss, Maxens Hof- und niederösterreichischer Landes-Jägermeister hat ihn verfasst. Vgl. auch Chmel 1, S. 471 ff., Cod. 8039. Manche seiner treuen Jagdgefährten hat Max im Triumphzug namhaft gemacht, wie Konr. Zuberle und Hans Teuschel.

S. 94, 33, 34 des Weisskunigs betont der grosse Waidmann: „er ist kain jeger aus gewonhait oder hoffart gewesen, sonder er ist ain jeger gewesen aus seiner angeborn natur und kuniglichem gemuet." Dieses stolze Selbstbewusstsein

[1]) S. 92 a. a. O.

ist nicht ungerechtfertigt. Aus dem geheimen Jagdbuch spricht eine so scharfe Naturbeobachtung, eine so innige Vertrautheit mit den Eigentümlichkeiten der Tierwelt, dass man seine helle Freude daran haben muss. Da kommt auch Maxens Humor zu seinem Recht. Auch der Teuerdank verleugnet Maxens Behagen an Scherzreden nicht[1]). Der Druck hat hier wieder unbarmherzig aufgeräumt. Jene Neigung war es auch, die Max den Gedanken eingab, Neidhart, den Pfarrer am Kahlenberg und den Pfaffen Ameis „auf ain News dannen“ zu „richten“[2]).

Max war ein ausgezeichneter Schütze. Vgl. W.-K. 88, 89, 90. Er ist der „pest schutz im ernst und der gewissist pierscher des wiltprets gewesen, und kainer ist ime nye zukumen, der ime darinnen geleihn hat mugen, und jederman, die sein schiessen gesehen, die haben darab wunder genomen; dann antragen nach der schutzen art und abtrucken ist albeg ain ding gewesen, das dann kain anderer dermassn gethan....“[3]) S. 89.15: „Auf ain zeit in Osterreih, in dem steirischen gepirg geleich auf der grenitz, in ainem tal, genannt die Reichenau, an demselben gepirg jaget der jung weiss kunig gembsen; nun was ein gembspock in ain gar hoche stainwand eingestanden, die kain gembsen-jeger wol mit dem schaft mocht auswerfn, und als das gejait ain end het, was derselb gembspock in der hochen stainwand gesehen. Der kunig het bey ime gar ainen gueten puxenschutzen, mit namen Yorg Purgkhart, der kunt mit der handpuxen in sonderhait wol schiessen; also hiess der kunig denselben, er solle mit seiner puchsen denselben gembspock schiessn. Darauf gab er dem kunig antwurt, der gembspock stund zu hoch, und möcht den mit der puxen nit erraichen. Da nam der kunig seinen stachlin pogen in sein hand und sprach: „secht auf, ich wil den gembspock mit meinem stachlin pogen schiessen“ und erschoss also denselben gembspock in dem ersten schuss, darab die, so darbey waren, gross wunder namen, dann der-

---

[1]) Heuter, elogium Maxaemil. Caes. p. 365: „circumferuntque eius adhuc hodie non pauca facetissima dicta aut responsa, quae in linguam translata Latinam, gratiam leporemque omnem perdunt.“ Selbst an Spottgedichten, die ihn übel mitnehmen, hat er sein Vergnügen. Vgl. Maximiliana, St.-Archiv, Wien, 40,60,61, Bauernvers, Pasquill. [2]) Chmel, S. 459, 2. Band. [3]) S. 89.11 ff.

selb gembspok auf hundert klafter hoch stund, und ist darnach dieselb stainein wand, des bemelten wunderlichn schuss zu ainer gedachtnus, genennt worden des kunigs schuss.“ Max setzte eine Ehre darein, dass es ihm keiner im Bogenschiessen zuvorthat, nicht einmal die Engländer, die als Meister in dieser Kunst galten; er war so behend, dass er im Reiten seinen Vogel aus der Luft holte; so kräftig, dass er mit seinem Handbogen einen hölzernen Schaft, der kein Eisen hatte, durch ein Lärchenholz, das „sonderlich hert und drey zwerch finger dick“ war, schoss[1]). In den Reichsstädten pflegte er sich an den Wettschiessen der Bürger zu deren grosser Freude zu beteiligen; im Mai 1479 that er zu Brügge den Meisterschuss auf den Papagei. Das geheime Jagdbuch erzählt eine ganze Reihe von ausgezeichneten Schussleistungen des grossen Waidmanns, die diesen stolzen Beinamen rechtfertigen. Die 32 Abenteuer des Teuerdank bestätigen, dass ihn diese Sicherheit seiner Hand auch in der Gefahr nicht verliess. In seiner zarten Jugend bereits begann Max sich im edelen Waidwerk zu üben; vgl. Kirchlechner S. 8 und Anmerk. 1. Man vergleiche auch den Holzschnitt S. 95 des Weisskunigs, der Max sehr jugendlich darstellt. Fugger III, S. 5, erzählt, dass Max zu Dillingen in der Obhut des Bischofs von Augsburg zurükblieb, als sein Vater nach Neuss eilte, um der Stadt Hilfe gegen Karl von Burgund zu bringen. (1475.) Max habe in der Markgrafschaft Burgau unter Anleitung eines alten Ritters, Diepolts von Stein, das Waidwerk gelernt und „dieselbe Refier“ der Markgrafschaft „die Zeit seines Lebens für all ander Länder .... geliebt.“ Max war in allen Zweigen der Jagd gleich bewandert, Bären und Wildschweine, die Gemse und den Steinbock, Hirsche und Wasservögel jagte er mit gleicher Meisterschaft und Leidenschaft; alle diese Arten mit den ihnen eigentümlichen Gefahren werden im Teuerdank geschildert[2]).

Bären und Wildschweine.

Nächst den Gemsen stellen Bären und Wildschweine die grössten Anforderungen an Mut und Kaltblütigkeit des

[1]) S. 86.15 ff. W. K. [2]) Vgl. auch d. Triumph, Jahrb. 1, S. 156 ff.

Jägers. Beide Zweige des Waidwerks werden durch den übertriebenen Ehrgeiz Maximilians noch gefahrvoller. Denn: „habuit illam consuetudinem, quod, cum fuit in venacione aprorum, nullus ausus fuit tangere bestias, nisi ipse prius inuaderet, sed in parvis dedit eis licenciam. cum tamen considerauit, quod tot essent in tali venacione pericula, permisit (13 b) omnibus veniam inuadendi feras" (Cod. 3302, fol. 13 a, 13 b). Der Teuerdank berichtet dasselbe. Kap. 35, V. 21, 22. sagt Unfalo zu seinem Jäger:

„Den (Teuerdank) fůr in den wald zů dem schwein,
Vnnd las In das stechen allein."

Vgl. auch V. 14, 50 desselben Abenteuers. In 51 erzählt Unfalo von seinem Knecht, Vers 10—14:

„Wie Er im wald sey komen an
Ein schwein gross vnnd vngehewr;
Darzů dorfft Er Ewr hilff vnnd stewr,
Dann Er sey nicht ein solher man,
Der es darff allein greiffen an . . ."

Nicht anders verfuhr „der gross waidmann" auf der Bärenjagd. Vgl. 14, V. 15. Und 27, 13—20 heisst es:

„Damit weyst Vnfalo den man
Auf das geieid in wald hindan.
Darneben Er beuolhen het,
Das gar khein Jeger stechen tet
Den peren, dasselb auch beschach.
Als pald der peer den Held ersach,
Lieffe er In trutzlichen an,
Tewrdanck můst in allein bestan."

In 48 warnen ihn seine treuen tiroler Bauern (34—38):

. . . „lieber herr, nemet war,
Es ist warlich ein grausam tier.
Ja, weren vnnser mer dann vier,
Wir dorfftens nit wol vnnderstan,
Darumb secht, warmit Ir vmb wolt gan."

Sowohl im Cod. 3302 als in der Fürwittichhandschrift eröffnen die Bären den Reigen. Wiewohl der Weisskunig erzählt, dass es Max eine besondere Freude gemacht habe, wenn er einen Bären stechen konnte, so weist der gedruckte Teuerdank doch nur drei solcher Jagdgrossthaten auf, 14, 27 und 48. Cod. 2867 kennt noch eine vierte Bärenjagd

(28 der Handschrift); sie hat schon in 2806 keine Stätte mehr gefunden. Wegen 27. 2867 = 51 des Drucks vgl. die Schweinsjagden. Mit der geringen Zahl der Bärenjagden im Teuerdank stimmt die Bemerkung des Cod. 3302 fol. 9 b überein, dass Max nur wenige Bären mit eigener Hand erlegt habe — er erwähnt nur zwei — viele dagegen in Fallen gefangen habe. Zwei „monieren" der Bärenjagd werden in 3302 geschildert: der Einzelkampf des Jägers mit dem Meister Petz, wo der Waidmann nur auf sich und seinen guten Spiess gestellt ist, und im Gegensatz dazu die gemeinsame Hatz mit Hunden. Der Druck bringt nur Abenteuer des ersten Art, die jedenfalls die gefährlichere war; ein Beispiel der Hetze erzählt 3302 f. 9 b, sowie die Handschrift 2867 in 28, einem Kapitel, in dem Teuerdank freilich eine ziemlich passive Rolle spielt. Wie Max seinen ersten Bär erlegte, erzählt uns 3302 f. 9 b; Kap. 48 des Drucks entspricht dieser Schilderung. Die Gefahr des Unternehmens lag vor allem in der Oertlichkeit. Der Bär tritt Max entgegen: „sub duobus parietibus in via latitudinis vnius palme." 48,14 ff:

„Nun was es der gestalt gethan
Vmb dieselb hol vnnd den peren,
Das nit ein yeder sich geren
Vnnderstundt, dasselbige thier
Zůstechen, dann dieselb refier,
Darinn er lag vnnd het sein rů,
Was gar schmal, stickel vnnd darzu
Vast hoch in eines perges wanndt,
Keiner moecht einen festen standt
Haben an demselbigen ort . . . ."

Durch einen meisterhaften Speerwurf stürzte Max das zehnjährige Ungetüm in die Tiefe. (de abrupto prostrauit.) Wie die Clavis berichtet, war es „bey der purgk zů Tyroll", wo Max dieses tapfere Stück verrichtete. (2867: 26; 2806: 31.)

Wegen 14 vergleiche man Busson, S. 466, 465, 464, der nachweist, dass dieses nach Pfintzing in Schwaben vollbrachte Abenteuer identisch ist mit der Jagd, die Bartholinus im 2. Buch seiner Austrias erzählt. 2867 : 17; 2806 : 13.

Eine dritte Bärenjagd in Oesterreich ob der Ems berichtet Kap. 27, dem in 2867. 12.; in 2806. 22 entspricht.

Saujagden.

Weit zahlreicher als die Bärenjagden sind die Saujagden. Der Fürwittichcodex enthält nur drei, 18, 19, 24 = 35, 41, 17 des Drucks = 26, 27, 15 in 2806. 2806 fügt noch ein neues hinzu: 42, das ist 45 des Drucks. Der Letztere hat diese vier noch um vier weitere vermehrt. Der grosse Waidmann übte diese Jagd mit solchem Eifer aus, dass er bisweilen einen Eber tagelang verfolgte, vgl. 3302 fol. 15 b. Der Teuerdank und die Autobiographie (3302) erwähnen zwei Arten der Schweinsjagd. Die Erste, deren sich Max in der Regel zu bedienen pflegte, schrieb das Stechen des Schweins vom Pferde aus vor und war in Deutschland heimisch. Die Zweite, in den Niederlanden übliche wird 3302 f. 15 a, 15 b, sowie Teuerdank 38. 15 ff., sowie 17, 11—23 geschildert:

„Nun ist bey vnns hie zůlanndt syt:
Welher vor andern rom damit
Will begeen, der scheust dasselb Swein
Vor aus eim hanndtpogen allein,
Darumb das es recht zornig werd,
Darnach veldt Er ab von seim pferd
Vnd sticht zůfues dasselbig tier."

Dieses Abenteuer im brüsseler Wald bleibt das einzige Beispiel jener Manier. Max pflegte sonst nur vom Pferd zu steigen, wenn das Wild nicht anders zu erreichen war oder sein Ross beschädigt wurde. Als ein besonders gefährliches Stück bezeichnet der Teuerdank 19, das in Oesterreich seinen Schauplatz hat. Codex 3302, der f. 13 b dasselbe Ereignis bringt, schildert weit anschaulicher und reizvoller. Jäger und Hunde haben sich an ein gewaltiges Schwein gemacht, Max kommt ihnen zu Hilfe, nur mit einem kurzen Schwert bewaffnet, weil er an jenem Tage blos Hasen zu jagen gedachte. Seine Hilfe that not, denn Einige der Jäger und Hunde hatte der Eber bereits niedergeworfen. Als er seinen neuen Gegner erblickt, wendet er sich gegen diesen: er hätte Maxens Pferd getötet, wenn dieses nicht den Kopf seines Widersachers mit den Hufen bearbeitet hätte. Max versucht umsonst mit seinem kurzen Schwert dem wütenden Tiere beizukommen; an dem harten Fell desselben gleiten seine Streiche machtlos ab. Der Eber wird erst überwältigt, als er ein zweites Pferd getötet, 2 Jäger und 18 Hunde tot niedergestreckt hat. Unfälle, die ebenfalls durch des Kaisers Hitzigkeit hervorgerufen werden, sind in 51 und 68 geschildert. 51 entspricht 27 des Codex 2867; 32 des Cod. 2806. Die Codices versetzen den Vorfall auf den Ritt zu einer Bärenjagd; der Druck spricht von einer Schweinsjagd. Sonst ist die Uebereinstimmung ziemlich eng. Das Abenteuer hat nach Pfintzing seinen Schauplatz in einem Weingarten zwischen Tortona und Genua; es fällt wohl in das Jahr 1496, Maxens ersten italienischen Feldzug. (Im September hält er sich zu Genua auf.) 68 erzählt einen Fall auf dem Eis „vor dem holtzawen" in Niederschwaben. (V. 23.) Alle übrigen spielen in den Niederlanden. 38, in Brabant, hat sein Analogon 3302. fol 12 a ff. „audiens de alia..." Ebenfalls in 3302 vertreten ist 41 des Drucks; es hat sich, wie die meisten Abenteuer typische Aenderungen gefallen lassen müssen, auf die wir im allgemeinen zurückkommen. In 2867 entspricht 41 : 19; in 2806 : 27. Abenteuer 61 hat sein Gegenstück auf S. 12 a des Cod. 3302. 45 (2806 : 42.) finden wir auf fol. 15 b, 16 a der Hdschr. 3302 wieder. 68 kennen weder die Codices, noch 3302.

Das Pirschen.

Das Pirschen, die Hoch- und Rehwildjagd ignorirt 3302 vollständig. Dagegen beschreibt fol. 52 a der Bruchstücke (Max. d. St.-A.) eingehend die verschiedenen Methoden dieses ritterlichen Vergnügens, ohne jedoch auf Erlebnisse einzugehn[1]. 6 Fährlichkeiten weiss der Druck zu berichten; nur eine von diesen, 13, wird durch das Wild veranlasst, die anderen sind rechte Fürwittigverwegenheiten, die in der Gächheit oder Unvorsichtigkeit Maxens ihren Ursprung haben. Dieses brabanter Abenteuer 13 mag er im Auge haben, wenn er fol. 52 a a. a. O. sagt: „interdum ex calore fuge interficiunt." Der Hirsch, der keinen Ausweg sieht, sucht über Max hinwegzuspringen. (2867 : 16 : 2806 : 12.) 30, das eben-

[1]) Vgl. S. 22 ff.

falls nach Brabant gehört (2806 : 44, nicht in 2867) wie 44 (Brabant) [= 2806 : 41, nicht in 2867] werden durch Unvorsichtigkeit in der Handhabung der Armbrust herbeigeführt. Vgl. zu 44 W. Boeheim, Jahrbuch der kunsthist. Sammlung II. S. 140 ff., der bei Beschreibung einer Armbrust des Kaisers eine Vorrichtung erwähnt, die dazu diente, die Abzugsstange der Waffe zu sperren; vielleicht dankt sie dieser Gefahr ihre Existenz. 33 (2867 : 15; 2806 : 25) erzählt wie Max eine neue „Monir vnnd Jagens art" lernt, das in den Niederlanden beliebte „fortz Geieyd". Er hat es später in Deutschland eingeführt. Max verfolgt einen Hirsch, ohne des Wegs zu achten; stürzt einen „Rigl, der was hoch vnd gach" hinab; etliche Klafter tief, wie 2806 berichtet; auf 8 Klafter sogar bemisst der Druck die Höhe. Sollte sich die Randnotiz fol. 52a „de saltu post ardeam" hierauf beziehen? Das Ereignis fällt sicher in die Frühzeit des niederländischen Aufenthalts, da dem waidlustigen Erzherzog diese landesübliche „Monir" von seiner Umgebung wohl kaum lange vorenthalten worden ist. 34, das die beiden Codices nicht kennen, entbehrt der Ortsangabe, dagegen versetzt uns 40, das schildert, wie ein Leithund Max fast den Abhang hinabgerissen hätte, ins Hochgebirg nach Ehrenburg. (Pfintzings Clavis.)

Dem gewaltigsten Waidmann seiner Zeit durfte die Begegnung mit dem König der Tiere nicht erspart bleiben. 2 Löwenabenteuer zählt der Teuerdank 16 und 42 des Drucks; 2867 : 23, 22; 2806 : 14, 30. 42 hat im Stift Utrecht seinen Schauplatz. Die Löwen scheinen zahm gewesen zu sein; vgl. den Eingang des Kapitels und Vers 33 und 34:

„Dann die lewen erschracken ser
Kainer dorfft zu In komen mer."

Dasselbe berichtet Pfintzing von dem bairischen Löwen; nach Fugger, der wohl aus münchener Tradition schöpft (er war Kammerpräsident bei Herzog Albrecht; Ehrenspiegel IV f. 205 a) war er in der alten Burg zu München vergittert. Pfintzing selbst verweist in diesem Falle auf Simsons Vorbild.

Gemsenjagd.

Mehr noch als von Sau- und Bärenjagd fühlte sich Max vom „Gembsen Jeid“ angezogen. Er bezeichnet sich geradezu als Erfinder dieser Lustbarkeit (vgl. Cod. 3302, fol. 10 b). Mit Vorliebe lässt er sich über sie aus. So 3302 10 b: „Videns princeps istam venacionem ita mirabilem, presertim, quia in delectacione omnes venaciones excellit, omnino insistere voluit, quia est etiam exercitacio tibiarum brachiorum manuum et pedum et tocius corporis (11 a), valet pro sanitate corporis....“ Der Weisskunig behandelt sie ebenfalls eingehend, vgl. S. 37 ff. der Ausgabe von 1775. S. 38 a. a. O. erzählt Max: „als offt Er gembsen jaget, ging Er albegen zu höchst auf das gepirg, vnd stig in die wenndt, vnnd wurff die Gembsen selbs aus. Wiewol Es ainem solichem grossmechtigen herrrn zu viel, vnd nit Recht gethan was, als auf die hochen gepirg zu geen, vnd in die grawsamen stainein wenndt zu steigen, Aber er sölichs dannocht nit lassen möcht, aus dem lust, naigung, vnd begirdt, so Er zu disen gejaidt het, vnd nit vil seiner Gembsen Jeger, möchten jme mit dem steigen, in die wenndt geleichen, Aber Er was jn seinem steigen, gar fursichtig, vnd het kainen swyndl in seinem haupt nit...“ vgl. auch fol. 10 b des Cod. 3302. Weit gewissenhafter würdigt er freilich die Gefahren dieser „waidmannschaft“ im geheimen Jagdbuch, seinem Vermächtnis an seine Nachkommen, die „Könige“ von Oesterreich[1]). Neben den Vorsichtsmassregeln, die er dort ans Herz legt, beschreibt er auch eingehend seine Ausrüstung bis in das Kleinste. Seine Erscheinung als Jäger hat Max in den entsprechenden Holzschnitten des Teuerdank sowie in dem Bild festhalten lassen, das den Titel des geheimen Jagdbuchs schmückt. (Vgl. darüber Karajan, Einleitung S. XI; wegen der Ausrüstung auch Kirchlechner und Busson[2]) in ihren Abhandlungen.) Einige Vorschriften, Gegenstände, die

[1]) Wegen des Titels vgl. Cod. Ms. 8117, fol. 44 ff., abgedr. von Chmel, Hdschr. d. w. Hofbibl. II, S. 144, ein Bericht Peutingers, der nahelegt, dass die Bezeichnung „König“ v. Österr. von ihm ausgeht.

[2]) Busson bespricht die Gemsjagd ausführlich, vgl. namentlich S. 481, 82.

in den Abenteuern eine Rolle spielen, betreffend, mögen hier Erwähnung finden: geh. Jagdbuch, S. 4. „Dw solst Erlich fues Eyssen haben am Ersten / mit sex Zuecken / wie man die im Kocher findt / wie die k. M. hatt getragen.“ Weiter S. 12 Darzw las dir Tragen zwen guett schefft / ein langen vnd ain Mittrn. // der kurtzer pirgschafft soll haben dritthalb klaffter vnd der gjaidschafft IIIJ klafter vnd sol gleich storck sein. sollen auch von selbgewaxen holtz vnd nit geschnitten sein; vnd zu aller obrist soll Er auch storck sein / das er sich nitt pieg; vnd darau guet / Zech gestechellt Tyllen ...“

Maxens Geschicklichkeit im Klimmen und Steigen wird oft in den Abenteuern gerühmt, vgl. $18,_{25,26}$; 2867, $25,_{55,56}$[1]).

„Ir seyt geschickt vnd steyget leyss
Von mir habt Ir allzeyt den preys.“

In der That erweist er sich darin bisweilen seinen Jägern überlegen, wie in 22. Jäger, Hunde, als Treiber verwandte Bauern, pflegten die Gemsen zu umzingeln; Maxens Sache war es sodann, die Tiere zu erlegen. Vgl. $66,_{48}$ ff.

„Vnfalo der sprach: „enntrinnen
Mag Eüch in keinen weg ein thier,
Dann Ich so wol will all refier
Bsetzen, vnnd wann das ist gethan,
So will Ich Eüch hinfüeren lan.“

Vgl. auch 3302, f. 10a. Auf zwei Arten wurde das Wild zur Strecke gebracht, vgl. 3302, 10b: „capi volunt balistis et lancea“. Die letztere Art, mit der Lanze, war die weitaus üblichere; der Teuerdank kennt nur einen Fall, in dem die erstere Methode zur Anwendung kommt, Abenteuer 71. Einen zweiten erzählt der Weisskunig[2]). Ganz so neu wie 71 will, kann diese Weise freilich nicht gewesen sein, da 3302 sie schon kennt. Dreierlei Umstände sind es vornehmlich, die dem Gemsjäger das Leben sauer zu machen pflegen (Cod. 3302, f. 10a) „primo, quando quis intrat istas rupes praecisas, si timet, cadit ex vertigine; secundo lapides ab altis alpibus venatores et canes sepe interficiunt vel fortiter vulnerant, nam ubi bestie iste habitant et currunt, sunt multi lapides

---

[1]) Vgl. auch Ghilini expeditio Italica Maximiliani Caes. S. 97, Freher-Struve III. [2]) S. $89,_{15}$ ff.; vgl. S. 88.

pütridi, qui descendunt cum maximo sono percucientes unum post alium et sic ledunt venatores (10b) et canes, qui feras secuntur..." Das Erste von diesen drei Übeln kam bei Max wenig in Betracht. War er doch so schwindelfrei, dass er es wagen konnte, auf den Rüstbaum eines Schlosses im unteren Innthal hinauszutreten. (28 des Drucks, 13 : 2867; 23 in 2806.) Er hätte diese Probe auch bestanden, wenn der Baum nicht faul gewesen und unter ihm gebrochen wäre. Es findet sich denn auch kein einziger Hinweis in irgend einem Abenteuer, dass er durch Schwindel in Gefahr geraten sei. Sehr auffallend ist es, dass der Codex 2867 nur 4 Gemsjagden erwähnt, 18, 31, 37, 53 des Drucks. 2806 bringt dieselben wie 2867, also ebenfalls vier. Der Druck hat diese Anzahl auf das Vierfache gebracht, er enthält nicht weniger als 16 Gemsjagden, das Lawinenabenteuer 36 miteingerechnet. Von den 4 Abenteuern der Handschrift 2867 hat 37 sein Gegenstück in 3302 fol. 11b; 53 wird auf fol. 10a nur ganz kurz angedeutet. 18, „Ein anzaigung einer treffenlichen turstigkait vnd schicklichait in so grosser hoehe, auf einem fůsz ein Gembsen auszzůwerffen geschach durch den Tewrdanck im vndern Intall" (Pfintzings Clavis) ist ein drastischer Beweis von dem Leichtsinn des jagdwütigen jungen Fürsten. 31, ein rechter Fürwittichstreich fällt wohl bald nach der Rückkehr aus den Niederlanden, vgl. Vers 30 ff. [31 = 14 (2867); 24 (2806)].

„..... in einer dieffen enng
Kam Im vngefer in seinen můet
Der sprung wie man den selben thůet
An pickhen in dem Niderlannd."

Mehr Unfalos Charakter angemessen sind die Gefahren, die 3302 an zweiter Stelle nennt, losgelöste Steine, die zur Tiefe streben. 5 weiss der Druck zu berichten. Von ihnen betreffen drei Maxens eigene Person: 37, 49, 55; die beiden Übrigen dagegen, 53 und 69, seinen Jägersknecht. So beherzt Max war, dieses gefährliche Geröll fürchtete er. Nicht genug kann er seinen Nachkommen ans Herz legen, sich davor zu bewahren. „Kain Furst", sagt er schon auf S. 4 seines geh. Jagdbuchs, „soll in kain wantt gen / dan Es ist // ferclich von stain“, und S. 14 wiederholt er die Warnung: „Vor allen dingen soll dier / Hertzog von Osterreich / verpotten sein / In Rissen vnd vnder die wendt zw gen / da die stain herab lauffen. das ist das fercklchist / vill mer weder das fallen / so sy komen / so offt vnd an seltzam ortten / von den Hunden vnd Jegern / das ainer seins lebens nitt sicher ist.“ Einen der frühesten Unfälle erzählt 37 des Drucks (20 in 2867; 28 in 2806); ein gewaltiger Stein, von Hauptesgrösse, schlägt Max den Hut vom Kopf; ein zweiter streckt seinen Jäger darnieder. Der Vorfall, den auch 3302 fol. 11 b erzählt, fand, wie M. Pfintzing berichtet, im Stainacher Thal statt; den Jäger erwähnt 3302 nicht. Ebenfalls vor 1502 liegt 49 des Drucks, Cod. 3302 fol. 11 b, das die Codices nicht kennen. Ein starker, abwärts strebender Stein läuft Max zwischen den Waden hindurch und hätte ihn schier zum Absturz gebracht. Nach Pfintzing hatte dieser Unfall seinen Schauplatz am Hellkopf im unteren Innthal. Der Hellkopf liegt östlich von der Martinswand[1]). 55 des Drucks, das in den Codices fehlt, erzählt, wie Max durch Niederducken einem herabfallenden Stein mit genauer Not entgeht. Pfintzings Ortsangabe verlegt den Vorfall in das Stainacher Thal. 53 des Drucks entspricht 29 des Cod. 2867; 33 des Codex 2806. Ein Stein, den die Jagdhunde gelöst haben, trifft Maxens Jäger, dass ihm die Sinne schwinden, Max rettet ihn. Pfintzings sehr allgemeine Angabe setzt das Ereignis ins untere Innthal. Grosse Ähnlichkeit mit 53 hat 69 des Drucks (nicht in den Codices), wo ein Bauer, der Max voransteigt, vgl. V. 39 ff., von einem Stein ereilt niederfällt, von dem Kaiser aber vor dem drohenden Absturz bewahrt wird. Zu Zirl im unteren Innthal, berichtet Pfintzing, ereignete sich dieses Abenteuer. Max mag die Martinswand im Auge haben, wenn er 70 ff. sagt[2]):

> 70. „Der Edel Held saumbt sich nit lanng,
> Er gienng durch ain sonnderen gang
> Von dem hohen gepyrg herab.“

[1]) Vgl. Kirchlechner S. 14, der eine auf die Jagdreviere sich beziehende Stelle des Cod. 266 des Innsbrucker Statthalter-Archivs abdruckt.

[2]) Vgl. Kirchlechner S. 25.

Als dritten Umstand, der dem Gemsjäger Unheil bringen kann, hebt Max das Versagen der Fusseisen hervor. Die Ursache hierfür sucht der Codex vorzugsweise im Einklemmen und Festsetzen von Steinen und Schnee in die Fusseisen; der Teuerdank setzt deren Nichthaften auf Rechnung glatten Felsbodens und schlüpfrigen Mooses. Drei Abenteuer sind diesem Übelstande gewidmet; 20 und 62 beschäftigen sich mit Max; in 22 ist sein Jäger in Not. Die beiden Codices kennen keins von den Dreien. Im Ganzen bewährt sich die Methode, die Max im Jagdbuch empfiehlt und immer anzuwenden pflegte (S. 16): „Dw solst altzeitt ain oder Zwen Jeger weitt for dier am pirg lassen gen / die dich fueren vnd die beg besichten.“ In 22 (Land ob der Enns) und 66 (Steyr) sieht er diese Sorgsamkeit belohnt: sein Vordermann warnt ihn durch seinen Fall. Auf das letztere Abenteuer, in dem der Jäger in einer „schnee[1])rysen“ ausgleitet, mag die Weisung auf S. 14 des Jagdbuchs gehen, man solle die Risen vermeiden. Auf 20 (bei Innsbruck. Pf.) kommen wir noch zurück; wegen 62 (im Gufel[2]) im unteren Innthal) vgl. Kirchlechner S. 13 und Anmerkung 4 und 5. (Gejaidcodex 266 des St.-A. zu Innsbruck, fol. 126): „An der Frawhüt“) „ists ein sonnders lustigs gembsen Gejaid für den lannds fürsten, dann er darzu under die wennd reytten und zu den wennden wol geen mag, auch lustige windhetz darin haben“. „Die Jagd wird hier hinter dem Joch-Horst in der Hachl und gegen die Guflwanndt herab gemacht...“ 59 berichtet die einzige Steinbockjagd, die der Teuerdank kennt. (Vgl. Busson S. 481 und Anm. 1.) Das Abenteuer hat seinen Schauplatz in Österreich ob der Enns. Max erleidet dieselbe Gefahr wie sein Jäger; mürbe Steine brechen unter ihnen, im Fall ergreifen sie eine Staude, die sie vor dem Verderben bewahrt. Durch das Gegenteil, zu festes Haften der Fusseisen wird Max im Hallerthal in Bedrängnis versetzt, (Kap. 15). Vgl. Cod. 3302 fol. 11a „et altero die se in vnam

[1]) (Ferrner), vgl. Schmeller, b. W. I. Sp. 757.

[2]) Wegen des Worts siehe Schmeller I, Sp. 875, „Höhlung in einer Felswand“.

rupem post vnam feram demisit, quod pedem extrahere non potuit, lancea quoque sua precipitata fuit, et si eam non dimisisset, fuisset precipitatus. postea per alium venatorem fuit saluatus". Ebenfalls im Hallerthal (Rumer Joch?) spielt Abenteuer 36: drei nacheinander abstürzende Lawinen hindern Max, dem Waidwerk nachzugehen. Im unteren Innthal (K. 56) wird der grosse Waidmann durch einen heftigen Windstoss seines Halts beraubt, nur seinem guten Schaft hat er es zu danken, dass er heil davonkommt. Eben in das Steinacherthal versetzt Pfintzing auch das einzige Beispiel der in 3302 an erster Stelle erwähnten Methode der Gemsjagd, der Erlegung mit der Armbrust: 71. Trotz der Warnung seines treuen Jägers schiesst Max die senkrecht über ihm stehende Gemse, die sie um ein Haar alle mit in die Tiefe gerissen hätte. Sollte hierzu der Holzschnitt S. 91 des Weisskunigs zu stellen sein? Nach dem Gesichtsausdruck der gegenüberstehenden Personen, der Richtung des Falls des Tiers möchte man es vermuten. Die Klamm, die im Text erwähnt wird (Vers 30), ist im Holzschnitt festgehalten.

Kap. 20. Dieses Abenteuer hat man lange in Zusammenhang gebracht mit der bekannten Sage von der Martinswand. In neuerer Zeit hat Kirchlechner in seiner Abhandlung: „Über Maximilian als Jäger und im besonderen über das Abenteuer des Kaisers auf der Martinswand" (S. 23 ff.) ausführlich jene Ansicht vertreten. Kirchlechner stützt sich vorzüglich auf Pfintzings Erklärung in der Clavis: „Abermalen ein geferlichait so dem Edlen Tewrdanck am Gembsen Jeyd bey Innsprugk begegnet ist dann Im schafft vnnd all zinckhen an seinen fůss eysen, ausserhalb eines das hafftet vnd sich doch hart wandt auf einer hohen platten in aller hoch enngingen". Kirchlechner sucht die hier geschilderte Örtlichkeit mit dem Schauplatz von 69 des Teuerdank zu identifizieren. Über 69 berichtet die Clavis: „Ein geferlichait so dem vnuerdrossen Held Tewrdannck schir begegnet wer am gembsen geiaid zů Zirl im vnndern Yntall". „Jedesmal", führt Kirchlechner aus (S. 25), „ist von einer hohen Wand die Rede, die sich im 69. Abenteuer noch dadurch genau spezifiziert, dass sie in die Nähe von Zirl verlegt wird. Im 20. Abenteuer wird sie zwar wohl bloss als eine in der Nähe von Innsbruck befindliche bezeichnet, eine Bemerkung, die indessen zum mindesten keinen Gegenbeweis dafür bieten kann, es habe auch bei der Schilderung dieses Abenteuers der Dichter die Martinswand vor Augen gehabt, da Zirl bei seiner bloss 2 1/2 stündigen Entfernung von Innsbruck noch immer als in der Nähe dieser Stadt gelegen bezeichnet werden kann". Er meint weiter, die Beschreibung des Jagdterrains passe auf die örtlichen Verhältnisse der Martinswand; diese Behauptung sucht er zu stärken durch die Erzählung des Stephan Winand Pighius, in dessen Beschreibung der Reise Karl Friedrichs von Kleve (zum Teil abgedruckt bei Busson, die Sage von Max auf der Martinswand und ihre Entstehung. Wiener Sitzungsberichte, historisch-philologische Klasse, 116. Band, 1888 Wien, S. 455 ff.), sodann durch eine Notiz aus dem Gejaidcodex aus dem Jahre 1500, Statthaltereiarchiv Innsbruck, Cod. 266, S. 14, wo es heisst: „ist es ein guts lustigs gembsn gjaid fur den lands fürsten, dann man under den wennden auf der strassen ze Ross halten und sehen mag das wild aus denselben wennden fellen". Im Verlauf seiner Beweisführung giebt Kirchlechner eine eingehende Beschreibung seiner Vorstellung von der Fährlichkeit (S. 24).

„Der Jäger fordert Maxen auf, das Thier zu verfolgen, er werde stets hinter ihm sein. Maximilian verfolgt nun das Thier bis auf eine „platten", wo er nicht mehr weiter kann. Er ruft dem Jäger, ihm seinen Schaft zu geben, und erlegt mit demselben von seinem Stand aus den Gemsbock. Nun aber beginnt die Not des Kaisers. Auf der kahlen Platte kommt er nicht weiter. Er springt daher von seinem Standort auf einen mit Gras bewachsenen Theil des Felsens über, verliert aber beim Absprung durch das Aufstemmen der Füsse auf dem Felsen alle Zacken (zünckhen nennt sie der Teuerdank) seines Steigeisens am Hinterfusse bis auf einen einzigen, dieser bog sich krumm.

„Und wer das gelück geschlagen umb,
Das derselbig zünckh zerbrochen wer,
Teuerdank wer komen in gross schwer,
Het nichts gewissers gehabt dann den Todt."

In dieser gefährlichen Stellung bleibt Max, bis ihm der Jäger den nach dem Gemsbock geworfenen „schafft“ zurückgeholt hat. Dann suchen beide über die Wand herabzukommen und langen auch glücklich am Fusse derselben an.“ (Vgl. S. 25, 26, 27.)

Gegen Kirchlechners Auffassung hat sich Busson in seiner oben erwähnten Abhandlung in den wiener Sitzungsberichten gewandt. Busson hebt mit Recht hervor, dass der Wortlaut der Erzählung des Kapitels 20 — vgl. namentlich Vers 75 ff. — Kirchlechners Darstellung nicht rechtfertige. 470: „Die Gefahr dauert demnach nur den kurzen Augenblick, da der Held ohne Beihilfe des Schaftes den einen Schritt thut, um einen besseren Stand zu gewinnen. Von dieser momentanen Gefahr hätten etwa am Fusse der Wand vorhandene Zuschauer kaum eine Ahnung haben können.... Entscheidend aber gegen die Annahme, dass der Zusatz, den Franck macht, zu deuten sei auf seine Bekanntschaft mit der mindestens also schon mit der Angabe von der Vorzeigung des Sacraments ausgestatteten Sage von dem angeblich auf der Martinswand spielenden Abenteuer Maximilians, spricht der Umstand, dass das 20. Abenteuer des Theuerdank, zu dessen Inhaltsangabe Franck den Zusatz macht, entschieden gar nicht auf der Martinswand sich ereignet hat. Schon die Ortsangabe in Pfintzing's Clavis zu diesem 20. Abenteuer „bei Innsbruck“ lässt sich ja nur sehr gewaltsam auf die Martinswand deuten. Ausgeschlossen wird die Möglichkeit dazu durch die Angaben des bereits angeführten Gejaidcodex vom Jahr 1500. In demselben werden die einzelnen „Gejaide“, die Jagdreviere aufgezählt nach den Gerichtsbezirken, in denen sie gelegen sind, das Revier an St. Martinswand liegt nach demselben im Gericht Hertenberg (Kirchlechner a. a. O. S. 14). Unter diesen Umständen bezieht sich Pfintzing's Ortsangabe in der Clavis „bei Innsbruck“ zu diesem 20. Abenteuer unzweifelhaft auf eines der 3 Reviere im Landgericht Sonnenburg, an der Frauhüt, am Durrach und an der Wagnerwand „mag ein lanndsfürst der yedes ains tags von Innsbruck aus bejagen und daselbs widerumb zu herborg sein.“ (Gejaidcodex von 1500, Kirchlechner a. a. O. S. 14. Von Innsbruck aus konnten übrigens nach dem Codex fol. 71 auch einzelne Gejaide im Gericht Thaur bejagt werden.) Abgesehen von diesen, wie ich denke, durchschlagenden Gründen gegen die Annahme, Franck habe die Sage bereits ausgestattet mit der Angabe von der Vorweisung des Sacraments gekannt, spricht gegen sie ja auch der kurze Zeitraum der zwischen Spiegel's Angabe über das Kreuz in der Höhle der Martinswand vom Jahre 1531 und Franck's Bemerkungen 1538 liegt." (Wegen der Angabe Spiegels vgl. schon S. 467—69 des Bussonschen Aufsatzes; S. 467: „Zu dem Vers der „Austrias"[1]): „Signa triumphato fixit coelestia saxo"[2]) macht der Commentator Jacob Spiegel S. 54 folgende Bemerkung: „In valle Aeni iuxta pagum Cirleum est rupes immense altitudinis, in cuius medio ingens antrum visitur. illuc Caesar crucifixum humeris excelsos superans cautes portavit: ut hodie in hodiernum diem usque imago illa a transeuntibus non sine admiratione cernitur. Tanta dexteritate Caesar erat in ascendendo montes.") Eine Sage, die 1531 noch nicht einmal in den unbedeutendsten Ansätzen vorhanden gewesen sein kann, müsste in nur sieben Jahren ihre wesentliche Ausbildung erfahren haben." Busson prüft sodann Francks Clavis eingehend auf ihre Zuverlässigkeit und kommt zu dem Ergebnis, dass sie weiter nichts ist als eine Kompilation aus Pfintzings Schlüssel einerseits und den Abbildungen und dem Text des Teuerdank andererseits. Man wird dieser Ansicht nur beistimmen können. Den allerdings im ersten Augenblick etwas frappierenden Zusatz Francks: „dass man sich sein verwegt, vnd jm das Sacrament zeygt, noch halff jm Gott durch sein freydig gemût vnd geschicklicheyt herab" führt Busson zurück auf den in Tirol üblichen Brauch rettungslos Verstiegenen das Sakrament zu zeigen, eine Sitte, die er durch eine Stelle aus dem Bericht Antoine de Lalaings über die erste Tiroler Reise Philipps des Schönen (S. 479

---

[1]) Ad divum Maximilianum Caesarem Augustum, Riccardi Bartholini, de bello Norico Austriados Libri duodecim.

[2]) S. 41 der Ausgabe I. (lib. II.) Argentorati, Ex aedibus M. Schureri. Mense Febr Ao. Chr. J. M. D. XVI.

bei Busson) belegt. Franck hätte diesen Brauch gekannt. (S. 485.) Überdies hätte Franck der Sage noch einen anderen wichtigen Zug geliefert: den Engel, und zwar in seiner Erklärung zu Kapitel 49. (Gemsjagd am Hellkopf im unteren Jnnthal. Pfintzings Clavis.) Dort sagt Franck: „Zum 23. traff Max. zu Helkopf im vndern Intal auff eim gembsen geiaed ein sonder vnfall, dass in einem regen ein lediger stein jm bed sparrader verlotzt, vnnd er sich des falls schwerlich erhielt, vnd wo sein schafft im berg nit so were gehafft, so hett er Gembsen vmb sein leben geiagt, vnd solt von rechts wegen erfallen sein, wann jn nit ein sonder von Gott zugeeygter Genius vnd Engel gefůret hett.“ (Haltaus S. 116). Busson fasst S. 488 zusammen: „Ueberblicken wir hier die Ergebnisse der bisherigen Erörterung, so können wir zunächst constatiren, dass in der Erzählung, wie sie uns zuerst im Hercules Prodicius entgegentritt, eine unechte Sage vorliegt, für die kein wirklicher Vorfall aus dem Leben Kaiser Maximilians den Krystallisationspunkt abgegeben hat. Als solchen können wir bezeichnen einmal das Kreuz in der Höhle der Martinswand, das schon 1531 daselbst gestanden haben muss, das schon damals mit Maximilian in Verbindung gebracht worden ist, aber durchaus noch nicht so wie in der späteren Erzählung, sondern aller Wahrscheinlichkeit nach nur durch die allgemeine Angabe, dass Max das Kreuz gesetzt habe. Die weiteren Anhaltspunkte für die Sagenbildung liefert Sebastian Franck in seinem Chronicon Germaniae durch die Zusätze, die er zu Theuerdank 20 und 49, welche Abenteuer, die Maximilian auf der Gemsjagd bestanden hat, behandeln, von denen das zweite an der Martinswand spielt, macht, und zwar willkürlich aus erkennbarem Anlass gemacht hat.“ Wie schon bemerkt, wird man Busson durchaus zugestehn müssen, dass das Abenteuer 20 des Teuerdank mit einem Erlebnis des Kaisers, das dem Grundzuge der Martinswandsage, „einem Versteigen des Kaisers“, entspräche, sich schlechterdings nicht vereinigen lässt. Es handelt sich eben in 20 um eine Gefahr, die ebenso schnell eingetreten wie überwunden ist, einen Vorgang, der, wie Busson zutreffend ausführt, von den Zuschauern am Fusse der Wand, überhaupt aus weiterer Entfernung unmöglich wahrgenommen werden konnte. Wenn es Vers 85 ff. heisst:

„Ain zinckh der hafftet allein
Im dem hertten, gelligen stein.
Doch leydt derselb dermassen not,
Als mancher man gesehen hat,
Das er sich pog in ein gross kruemb ....“

so ist das sicher mit Busson dahin zu verstehn, dass das Steigeisen später herumgezeigt wurde. Übrigens stimmt Pfintzing's Erläuterung: „Abermalen ein geferlichait so dem Edlen Tewrdanck am Gembsen Jeyd bey Innsprugk begegnet ist, dañ Im schafft vnnd all zinckhen an seinen fůss eysen, ausserhalb eines das hafftet vnd sich doch hart wandt auf einer hohen platten in aller hoch enngingen“, nicht ganz zu der Darstellung des Textes. Dieser erzählt, dass Max ohne seinen Schaft, den er ja seinem Jäger gegeben hatte, den gewagten Schritt that; nach Pfintzing hätte Max seinen Schaft gehabt, aber auch dieser hätte nicht gehaftet und wäre ausgeglitten, ebenso wie die Zinken des Schuhs abrutschten, ausser dem Einen, der Max das Leben rettete. Der Schauplatz des Unfalls ist ein sehr beliebtes Jagdrevier, auf dem namentlich die Schaujagden abgehalten zu werden pflegten, das geht zur Evidenz hervor aus Vers 6 ff. und 123 ff.; es liegt an der Strasse, denn Ross und Wagen haben die Jagdgesellschaft herbeigeführt. Sehr genau wird uns die Oertlichkeit geschildert; sie bietet dem geübten Jäger im allgemeinen keine Schwierigkeiten, nur ein kleiner Teil, eine hohe Wand wird auch diesem gefährlich; aber das gehetzte Wild sucht gerade mit Vorliebe diese schwer gangbare Gegend auf. Vgl. 41 ff:

„Wie du weist, In die hohen wandt
Vnd schaw: wann ein Jembs wurd sein standt
Auf dise spitz nemen, so weys
In auf die posen plat, vnnd leys
Gee Im nach auf dem gůten gleyt.“

Vgl. auch 50 ff. Auf einer dieser sorglichen Platten passiert das Unglück, „am Gembsen Jeyd bei Innsprugk“, wie Pfintzing erzählt. Busson meint, diese Bezeichnung schliesse jede Beziehung auf die Martinswand aus, wenn man die Bezeichnungsweise des Jagdcodex daneben halte, der die einzelnen „Gejaide“, die Jagdreviere, nach den Gerichtsbezirken aufzähle, vgl. S. 471. Busson setzt somit voraus, dass die Clavis dem Jagdcodex folgt, ihre Ortsangaben ebenfalls nach den Gerichtsbezirken macht. Aber leider ist Pfintzing keineswegs so genau. Die meisten Angaben, namentlich gerade die zu den Jagdabenteuern sind sehr unbestimmt. Bisweilen erfahren wir blos das Land, in dem sich der betreffende Unfall zutrug, wie in 19 (Österreich), 30 (Brabant), 54 (Brabant), 61 (Brabant); manchmal wird die Grenze etwas enger gezogen: 22 (Im Lande Oesterreich ob der Ens), 59 („im landt ob der Enns“), 27 („am pern geieid im Landt ob der Enns“); auch wohl das Thal bezeichnet, in dem der Schauplatz lag: 15 (Hallerthal), 29 (im unteren Innthal), 18 (ebenda), 31 (Hallerthal), 36 (Hallerthal am Inn), 37 (Stainacherthal), 71 (ebenda), 55 (ebenda), 53, 56 (unteres Innthal); in den Niederlanden das Waldgebiet: brabantischer und brüsseler Wald (33, 35 und mehr). Selten werden wir näher aufgeklärt: 40 (in den Torn zu Ernburg), 45 (zu Landszrod im brüsseler Wald), 48 (bei der Burg zu Tirol), 49 („auf dem Gembsen iaid am hell kopf im vndern yntall“), 60 (Obertirol im Tempel), 62 („am Gembsen iaeid im gufel im vndern Yntall“), 69 („am gembsen geiaid zů Zirl im vnndern Yntall“). Aber das sind doch keine Angaben von Jagdbezirken. „Auf dem Gembsen iaid am hell kopf im vndern yntall“ heisst einfach auf einer Gemsjagd am Hellkopf im unteren Innthal, wie „am pern geieid im Landt ob der Enns“ auf einer Bärenjagd im Land ob der Enns. Die Clavis folgt eben in der Bezeichnungsweise dem Jagdcodex nicht. Ich sehe somit keinen Grund, Kirchlechners Annahme, der Schauplatz von Abenteuer 20 sei die Martinswand, von der Hand zu weisen. Aber, wie schon bemerkt, der Vorgang an sich hätte wohl kaum die Grundlage zu einer Sage, die in einem Versteigen des Kaisers wurzelt, abgeben können, das ist mit Busson festzuhalten. Indessen geht Busson meines Erachtens doch zu weit, wenn er der Sage jeden historischen Hintergrund abspricht, sie für eine unächte erklärt. Auf S. 460 seiner

Abhandlung druckt er selbst eine Jagdbegebenheit ab, die Max in seiner Autobiographie (Codex 3302 der Hofbibliothek, fol. 11 a) erzählt. Dort heisst es:

„Nam vidi eum (Max) semel rupibus ingerentem, quod primus venator eum saluare non potuit, nisi adueniente secundo. vnus etiam, qui eum saluare curabat, in paruo loco se sustentabat." Wir sehen Max in die Felsen hineingeschmiegt, in gefährlicher Lage. Einer seiner Jäger sucht ihn zu retten; es gelingt ihm erst, als ein zweiter zur Hilfe herbeieilt. Einer der beiden Helfer schwebt auf seinem schmalen Standort selbst in Lebensgefahr. Die Gefahr ist eine dauernde gewesen, das geht aus dem Wortlaut der Erzählung hervor; sie ist eine ungewöhnlich grosse gewesen, das zeigt schon die Art der Darstellung, die Max gewählt hat, „vidi eum . . ." Das Ereignis fällt spätestens in das Jahr 1501 (vgl. S. 14 wegen der Abfassungszeit der Memoiren). Max pflegte sich in jenen Jahren alljährlich eine zeitlang im Alpenland aufzuhalten[1]). Wenn Jakob Spiegel nichts von dem Abenteuer weiss, so ist das weiter nicht verwunderlich. Trat er doch erst 1504 in die kaiserliche Kanzlei ein. (Vgl. Knod, Jakob Spiegel aus Schlettstadt, Programm des Realgymnasiums zu Schlettstadt, Strassburg 1884, S. 18.) Auch der Umstand, dass das Abenteuer keinen Platz im Teuerdank gefunden hat, scheint mir wenig befremdlich. In den Teuerdank, der die ausgesprochene Tendenz hat, seinen Helden ganz isoliert in den Vordergrund zu rücken, würde eine Erzählung, in der Max eine so passive Rolle spielt, gar nicht passen. Hat doch der Codex 2806, hat doch der Druck noch Abenteuer ausgeschieden, in denen der Held nicht genügend hervortrat, wie die Bärenjagd Kap. 28 des Codex 2867 (fol. 74 und 75 a), wie das Wundererkapitel. Was nun auch den Kaiser bewogen haben mag, den besprochenen Vorfall von der Aufnahme in seine Grossthatensammlung auszuschliessen, jedenfalls sind in der Erzählung des Codex 3302

[1]) Vgl. Stälin, Aufenthaltsorte Kaiser Maximilians seit seiner Alleinherrschaft 1493 bis zu seinem Tode 1519. Forschungen z. d. Geschichte, Bd. 1, S. 361.

die wesentlichen Züge für die spätere Martinswandsage gegeben. Max hat sich verstiegen; er ist nicht allein imstande, sich zu befreien, seine Jäger retten ihn. Francks Erklärung zu 20 enthält diese grundlegenden Bestandteile vorerst noch nicht. Freilich bereitet der Zusatz „dass man sich sein verwegt, vnd jm das Sacrament zeygt", die Entwicklung einer dauernden Gefahr vor. Wenn nun auch Franck sich in seinem Auszug öfters grober Missverständnisse schuldig macht, bleibt der Zusatz doch befremdlich. Die einzige Erklärung ist eben Bussons Annahme, dass Franck jene tirolische Sitte gekannt habe. Und doch verliert der Zug auch damit seine Unvermitteltheit nicht. Franck, der sich, soweit wir wissen, nie in Tirol aufgehalten hat [1]), der doch so unklare Anschauungen über die Örtlichkeiten der Teuerdankabenteuer hat und gar nichts eigenes zur Erklärung der Sache selbst vorzubringen vermag, dessen Weltbuch [2]) von Österreich sehr wenig, von Tirol gar nichts zu erzählen weiss, soll jene tirolische Sitte kennen? Franck, den wir aus vielen Werken als klar denkenden gründlichen Schriftsteller kennen, bringt eine Vorstellung in das Kapitel hinein, die sich mit der Situation in keiner Weise in Einklang bringen lässt? Dieses Element, die Sakramentsweisung, verbunden mit einem anderen Zug aus einem ganz fernestehenden Erklärung zu 49, das auf der Martinswand spielt, soll den Anlass zur Sagenbildung gegeben haben? 49 nicht allein den Engel — grob konkret geworden aus des Mystikers von Wörth Genius — geliefert, sondern auch die Örtlichkeit hergegeben haben, das Ganze dann mit Behagen in den tiroler Hofkreisen weitergefördert sein?

1574 wurde Stephan Winand Pighius die vollkommen ausgebildete Sage an Ort und Stelle erzählt, 1575 starb zu München Johann Jakob Fugger [3]), Herzog Albrechts Kammer-

[1]) Vgl. Weinkauff in der allg. deutschen Biographie, Bd. 7, 214 ff.

[2]) 1534 bei Morhart in Tübingen, „Weltbůch: spiegel vnd bildtniss des gantzen erdbodens von Sebastiano Franco Wördensi in vier bůcher / . . . . . auss angenum̃nen / glaubwirdigen erfarnẽ / weltschreibern / můselig zů hauff tragẽ / . . . . ."

[3]) Über Fugger vgl. Christian Meyer, allg. d. Biogr. Bd. 8, S. 183.

präsident. In seinem Ehrenspiegel[1]) IV, S. 205b berichtet dieser unter 8 über Kapitel 20:

„Hierüber hat sich der fraydig fürst, dem frawenzimmer zue Lieb, auss ynssprugg auf ein gefarlichs Gembsen gejaidt gethan, allda Er auf ain solliche hohen khommen, das man Ime das hailig Sacrament zaigen muest, dann alle vier Zinckhen an dem ainen fuesseisen zerbrochen, vnnd nicht mehr dann aines gehalten hat. Noch hat Er den Gembsen erstochen, vnnd ist mit guettem gelickh, mit friden daruon khommen, dess sich menigclich erfrewet hat."

Fugger hat also auch den Zug von der Vorzeigung des Sakraments; bei ihm ist die Gefahr eine dauernde und besteht vor allem darin, dass Max mit zerbrochenen Zinken seine Jagd und seinen Abstieg bewerkstelligen muss. Dem Text entgegen erlegt Max die Gemse erst nach dem Bruch seines Fusseisens. Fugger hat Franck gekannt und benutzt. Das geht aus dem Vergleich der Erklärungen Beider hervor. Man halte z. B. die Erläuterung 21 Francks gegen 9 Fuggers (S. 205b). Franck: „Zum neunden hat Maximilian in seiner jugent im Breissgew gschnebelet spitzig schuch angehabt nach lands gebrauch, vnnd alda in ein Calcidon pallier mul gangen, vnd auss fůrwitz sein spitzige in das radt zwischen vnd den pallier stein gesteckt, dass jn das radt erwischt nahend hinunder zuckt, wo er nit so mechtig den fuss wider zuckt, vñd den spitz oder schnabel dahinden gelassen hett." Fugger:

„Es hat sich auch der fromb Herr Inn seiner Jugent, bey freyburg Im Preissgaw auf das Er alle ding erfaren möcht, Inn ain Calcidon Pallier Mülin gethan, vnnd alss er nach dess Landts gebrauch spitzig schuech anhett vnnd mit dem ainen spitz Inn das Kampffrad khommen, hat In schier das Rad hinunder gezogen, wo Er den fuess mit starkher krafft nicht hinder sich gebracht, vnnd den spitz am schuech dahinden gelassen hett." Man vergleiche weiter Erläuterung 28 Francks mit 14 Fuggers, sowie 33 Francks mit 19 Fuggers, wo dieser jenem „in einem Brabendischen wald" nachschreibt.

[1]) Vgl. Aretin über das Original: Beyträge zur Geschichte und Literatur, vorzüglich aus den Schätzen der Münchner National- und Hofbibliothek, hrg. von Joh. Christ. Frhr. v. Aretin. 4. Stück, S. 49 ff.

Fugger, der viele Verbindungen hatte und den Hofkreisen nahe stand, namentlich dem münchener Hof, weiss also noch nichts von der Sage. Er übernimmt nur Francks Zusatz und versucht ihn in Einklang mit der Erzählung des Textes zu bringen. Sicher hätte er sich die Erwähnung nicht entgehen lassen; gerade seine Unkenntniss macht es unwahrscheinlich, dass die Sage in den tiroler Hofkreisen gepflegt worden sei. Auf die Gestaltung der Sage hat sein Werk, das früh nach Wien kam[1]), offenbar keine Wirkung gehabt.

Maximilian, der in der abgedruckten Erzählung einiger besonders gefährlicher Jagdabenteuer im Codex 3302 nur sehr selten den Schauplatz angiebt, hat dies leider im vorliegenden Falle ebenfalls unterlassen. Dagegen finden wir die Martinswand als Oertlichkeit eines Versteigens des Kaisers schon in einer Elegie des Georgius Sabinus, die vor 1556 niedergeschrieben, von Busson abgedruckt wird[2]), S. 489:

„Iamque tenebamus qua spumifer aestuat Oenus
Ardua carpentes sub iuga montis iter
Cuius in abrupto per noctem vertice Caesar
Dive tuus quondam Carule sedit avus:
Silvestres quando capreas damasque bicornes
Ausus in aerea figere rupe fuit.
Culmen et ascendit iuvenis temerarius unde
Cum vellet potuit non revocare gradum.“

Merkwürdig berührt die Angabe, dass Max die Nacht auf der Wand habe zubringen müssen. Von religiöser Aus-

---

[1]) Aretin a. a. O. S. 50: „Eine Originalnote bey der churfürstlichen Hofbibliothek bezeuget, dass der Erzherzog Ferdinand i. J. 1589 dieses Werk von hier aus zu leihen bekommen habe.“ u. Anm. „In der Wiener Bibliothek sind zwey Exemplare vorhanden, die vermuthlich vom Verfasser selbst dahin eingesendet wurden.“ u. Anm. Vgl. auch Ranke, Deutsche Geschichte im Zeitalter der Reformation, Bd. 1, S. 344 ff., der das Ende des 16. Jh. für die wiener Copie — von Schrenck von Notzing gemacht — annimmt.

[2]) Da die neulateinischen Dichter auf der hiesigen Bibliothek leider kaum vertreten sind, war mir eine Durchsicht derselben unmöglich, ich muss mich daher auf das von Busson herangezogene Material beschränken und dieselben nach seinen Citaten geben. (Elegien II. B. Ed. pr. S. 246, Busson.)

schmückung ist noch keine Spur vorhanden. Als zweites Zeugnis führt Busson eine im Hercules Prodicius ed. pr. S. 240 herangezogene Stelle aus dem Hodoeporicon sive itinerarium eines gewissen deutschen Dichters an, S. 490:

„Postera rore levi viridos Tithonia campos
Sparserat ad scopulum cursu pervenimus altum
Hic ubi sectatus ter Maximus Aemilianus
Alta in rupe capras finisset turpiter aevum
Ni deus ad maiora virum servasset opemque
Auxilio agricolae pene ipsa in morte tulisset."

Den Dichter der Verse, sowie deren Abfassungszeit vermag Busson nicht nachzuweisen. Er zieht aus ihnen den Schluss: „So dürftig die Angabe zunächst auch erscheint, ist sie doch von hohem Interesse durch das Streiflicht, das sie auf die Sagenbildung wirft. Man wird schwerlich irren, wenn man hier das Ferment wirksam sieht, das Franck durch den zu Theuerdank 49 eingeführten rettenden Engel der Sagenbildung geboten hat. Der rettende Bauer, durch den Gott dem in Todesnoth befindlichen Kaiser Hilfe sendet, sieht ganz wie eine rationalistische Oppositionsfigur aus, durch die Franck's Engel ersetzt wird." Weiterhin führt Busson einen tiroler Landreim ins Treffen, S. 490 und Anmerkungen, der in der gegebenen Form aus dem Jahr 1558 datiert. Er lautet:

„Aller teler edle vichwaid
In käs, schmalz, zigr klain underschaid
Der hirschen und gämbsen lustigs gejaid
An mer orten im ganzen land
Auch bei Zierl in Sant Martinswandt
Alda der edl fürst lobesan
Weilend kaiser Maximilian
Sich verstig ganz unversehen
Die warhait muess man verjehen
Wo Got sein gnad nit hergeben
Wer er kumen umb sein jungs leben
Aus hilf wiederfur im nix
Zum zeichen ist gesetzt ein crucifix."

Max wird hier wie bei Sabinus als noch jugendlich bezeichnet. Hierzu bemerkt Busson: „Der Landreim gibt für den Gang der Sagenbildung auch nur dürftige Aufklärung. Er constatiert einfach, dass zur Erinnerung an ein Abenteuer des Kaisers Max, der sich in der Martinswand ‚unversehen' verstiegen, hierselbst ein Crucifix gesetzt worden sei. Es war ein gefährliches Abenteuer, das dem Kaiser das Leben gekostet hätte, ‚wo Got sein Gnad nit hergeben' — eine Wendung, die es wohl ganz ausser Frage stellt, dass in dem vorletzten der angeführten Verse die auch durch das Metrum verlangte Ergänzung getroffen werden muss ‚aus gots hilf wiederfur im nix', und jeden Gedanken, dass der Landreim etwa eine Rettung durch fremde Hilfe, etwa gar den Engel, im Auge habe, ausschliesst." Ich möchte mich diesen Folgerungen Bussons nicht anschliessen. Mit dem Metrum ist in jener Zeit überhaupt nichts zu machen. Aber auch davon abgesehen erscheint mir Bussons Interpretation der Stelle durchaus gezwungen und unzutreffend. Meiner Ansicht nach besagt der Vers einfach, dass Max durch Gottes Gnade mit fremder Hilfe gerettet wurde. Diese Anschauung wird zur Gewissheit erhoben durch die Uebereinstimmung mit dem Bericht des Dichters, der Maxens Rettung der „auxilio agricolae" zuschreibt, sowie auch durch seine Uebereinstimmung mit den anderen von Busson angeführten Zeugnissen, die sich näher auf die Sage einlassen. Er führt S. 492 das „Reisbuch" des Hans Georg Ernstinger an, der im Februar 1595 die Gegend besuchte und berichtet:

„Ain Würtshaus zu Cränbeten (Kranewitten) genannt S. Martinswand ain hohes gebürge von lauter felsen, darauf vil gämbsen sein; in der höhe dises gebürgs ist ain grosses loch im felsen, darin ein gross crucifix mit Johannis und Mariae bildnus, welches gar klain scheinet; in diesem gebürg hat sich kayser Maximilianus I auf ain zeit verstigen, das er mit harter müche herabbracht worden . . ."[1]) Vgl. auch S. 497, Anm. 1, wo Busson die Erzählung des Pontus Heuter[2]) wiedergiebt:

„Venationi ac aucupio adeo deditus, ut ea de causa saepe res maximas, festinationem requirentes, in aliquot dies

[1]) Litterar. Verein, Bd. 135, S. 62.

[2]) Editio pr. Antverpiae 1598, S. 342.

non sine evidenti incommodo procrastinaret; aliquando autem ad insaniam vsque capreolas, avesque maiores, eques insecutus, per avios deviosque montium anfractus errabat, ut non sine summo semel ad Oenipontem vitae periculo a capreolis seductus, aegre a montanis hominibus fame ferme enectus maioribusque funibus alligatus ex Alpium fastigiis in subjectas valles magno spectantium horrore ac stupore dimitti eum necesse fuerit; ita ut a familiaribus verbis castigatus pudore confusus certae morti se ereptum fuisse confiteretur."

S. 494, 495 bringt Busson eine Stelle aus dem Reisebericht Philipp Hainhofers aus dem Jahr 1628[1]:

„Martinswand ist ain hoher gerader felsen, in dessen schrofen oben ain crucifix darunder unser l. fraw und Sand Johannes lebensgrösse stehen und herunder an der strassen im thaal so klein scheinen, das man mir erzelet, ain jäger, so Martin gehaissen, habe sich vor jahren hie verstigen, seye in diser bergsklufften hungers gestorben und habe man zum gedächtnus dies crucifix hinzugesetzt; andere aber, et quod verosimilius est, erzehlen, der kayser Maximilianus I habe sich alhie verstigen, so dass man ihme zu hülff kommen und seye ihrer Majestät zum gedächtnuss das crucifix hingesetzt worden; dann diser löbliche kaiser sehr in das gembsen iagen solle verliebt sein gewest und auf ain zeit, als von der weltregierung von seinen leuthen geredt ware, lächelnd gesagt haben: wan got nit das beste thät, wurde es übel in der welt zugehen, dann beide regiment übel genueg bestellt wären, das geystliche mit ainem khriegerischen bapst (Julius II.) und das weltliche mit ainem gembsensteiger[2])."

Wir sehen, alle diese Zeugnisse berichten uns von einer Gefahr Maximilians, die mit der Darstellung des Codex 3302, fol. 11a vollkommen übereinstimmt. Der Kaiser hat sich verstiegen, er ist nicht im Stande aus eigener Kraft seinen

[1]) Kirchlechner a. a. O. S. 34.

[2]) Bei Franck, Chronica der keiser, fol. CCL a, heisst es von Maximilian: „der also ungern krieget, das ein gemein sprichwort under den knechten war, Maximilian geb ein gůten bapst unnd Julius ein gůten keiser".

gefährlichen Standort zu verlassen: erst als fremde Hilfe naht, gelingt ihm dies. „montani homines“ nennt Heuter als Helfer; „auxilio agricolae“ berichtet der Germanus quidam poeta; venatores, Jäger waren es nach Maximilians eigener Erzählung. Des Kaisers Jäger pflegten sich aus der dortigen Landbevölkerung zu rekrutieren; ihre Kleidung wird sich kaum von der Tirolischen Landestracht unterschieden haben. Bauern begleiteten Max auf der Jagd, sie dienten als Treiber, als Führer und Wegweiser. Ihr Amt brachte es mit sich, dass sie sich in der Nähe des Fürsten aufhielten. Der Kaiser war namentlich auf der Gemsenjagd keineswegs stets von einem grossen Gefolge begleitet. Dieses war nur bei den grossen prächtigen Schaujagden der Fall [1]). Das Gefolge blieb überhaupt am Fusse des Berges zurück, da die Natur des Geländes an sich das Beisammensein einer grösseren Anzahl von Personen ausschloss. Jene Jäger und Bauern, die sich in der unmittelbaren Nähe des Fürsten aufhielten, waren auch die nächsten Zeugen seiner Gefahren, sie wussten am besten zu beurteilen, ob die Lage sorglich war. Jener besonders kritische Moment prägte sich ihnen ein, sie erzählten ihn in ihren Kreisen, er gab den Stoff zu einer volkstümlichen Sage. Die Sage erhob den bescheidenen Jäger zum Engel, freilich — und das ist bedeutsam genug — zu einem in Bauernkleider vermummten Engel, „iuvenem quendam ignotum, habitu rusticum“ beschreibt ihn der Hercules Prodicius [2]). Die Dauer der Gefahr, die in Wirklichkeit keine besonders lange gewesen zu sein braucht, wurde mit der Zeit immer mehr gesteigert; ganz zwanglos und natürlich fügte man sodann den Zug von der Vorweisung des Sakraments ein, der als Landesbrauch Jedermann geläufig war. Für die Schnelligkeit, mit der in jener Zeit die Sage sich an bedeutende Persönlichkeiten heftete, haben wir ein schlagendes Beispiel an Karl dem Kühnen [3]); einen geeigneteren

---

[1]) Vgl. Cuspinians Tagebuch, Fontes rer. Austr. 1. ı, S. 401.

[2]) Busson S. 457.

[3]) Vgl. allg. Gesch. d. v. Niederlande a. d. Holl. übers. Leipzig 1757, II. S. 207, 208.

Mittelpunkt für eine mit religiösen Elementen durchsetzte Sage als Max kann man sich kaum denken [1]).

Es ist möglich, dass sich der besprochene Vorfall auf den bösen Platten der Martinswand zutrug. Aber durchaus nicht nötig. Mir scheint es wahrscheinlicher, dass das Versteigen des Kaisers erst später dort lokalisiert wurde, als der wirkliche Schauplatz in Vergessenheit geraten war. War die Martinswand doch als beliebtes Jagdrevier des Kaisers bekannt, stand doch dort das Kruzifix, das er aus gleichviel welchem Anlass dort hatte errichten lassen.

Die Sage hat sich ganz ebenso unabhängig vom Teuerdank, wie unabhängig von Francks Clavis entwickelt. Denn keiner der älteren Berichte verweist auch nur mit einem Wort auf einen dieser beiden, wo es doch sa nahe gelegen hätte — namentlich für die erwähnten Neulateiner — den Teuerdank wegen des berichteten Vorfalls zu befragen. Erst Burglechner, vgl. Busson S. 493 ff. hat versucht, die Erzählung von der Martinswand zu einem der Teuerdankabenteuer in Beziehung zu setzen, Kapitel 20 erschien ihm als das Passendste [2]):

„Ainstmals hat Max sich von Ynnsprugg auss dem frawenzimer zu lieb auf ain gefärrliches gämsisten gejäydt begeben nahend bei dem dorf Zirl an sannct Martins wanndt. Daselbst hin war beschiden das khinigische frawenzimer zu ainem lustigen gämpsen gejaidt; der khinig steigt mit ainem jäger knecht hinauf in die hohe wanndt. Baldt darnach iagen die hundt ainen gämpspock hinaus auf die wanndt, der sprang auf ainen solchen spiz, das ime khain jäger mer oder hundt zuemechte. Der khinig will dem frawenzymer zw (S. 494) ehren den gämpspock föllen, geet auf die platen durch das pöse gelait als weit als miglich was zu geen, der gämpsen zue, nimbt den schafft von dem jäger und schoss damit die gämpsen aus irem stanndt über den velsen hinab, darob sich iedermann verwundert; der schafft aber war sambt dem thier hinabgefallen, der iäger will den schafft hollen

[1]) Vgl. Ulmann II, S. 727 und Anm. 3.

[2]) Aquila Tirolensis I, 2, S. 428 ff. nach Busson.

und lasst den khinig steen auf einer platen, darinnen kain eisen hafften khundt. In disen wil der khinig ain schritt thuen auf ainen wasen über ain glait der hoffnung, im grass daselbst zu hafften. Als er nun den fordern fuess aufgehebt, weichen ime die fünff zinggen an den fuesseisen am hindtern fuess und hafftet nit mer an dem hörten felsen als ain zinggen, welcher, wo er zerbrochen wer hete ire Majest. nicht gewissers gehabt als den todt. Aber der allmechtige got hat ime dermassen geholfen, das er mit dem ain fuess wider hafftet. Weil er aber kainen schafft bei sich gehabt, hat er daselbsten des iegers erwarten miessen. Als solche gefahr das hofgesindt sambt den frawenzymer herundten bey der lanndtstrassen gesehen, haben si alsbald durch den priester zu Zirl das heilig hochwirdig sacrament herausgetragen und ihr majestät zeigen lassen. Baldt nach sollichem khombt vorbemelter jäger mit dem schafft widerumb zu dem khinig und hat denselben widerum herab auf die ebene gebracht.“ Busson bemerkt hierzu [1]: „Burglechner (geb. 1573, † 1642) schreibt zu einer Zeit, als die voll ausgebildete Sage längst gedruckt im Hercules Prodicius und nach diesem auch anderweitig vorliegt und ihm gewiss nicht unbekannt gewesen ist. Er lässt den von derselben aufgenommenen rettenden Engel fort, erzählt als Abenteuer wesentlich Theuerdank 20 — mit dem von Franck zuerst zu diesem gebrachten Zusatz von der Vorzeigung des Sacraments. Es liegt in dieser Combination Burglechner's zugleich ein starker Beweis für meine Ausführung, dass Franck's Zusätze den Ausgangspunkt der Sagenbildung abgegeben haben“.

Man wird mit Busson annehmen müssen, dass Burglechner die Sage gekannt hat. In 20 glaubte er ihre Grundlage zu erkennen und versuchte die beiden recht verschiedenen Berichte zu vereinigen. Der Engel war ihm offenbar anstössig, seine Funktion musste der des Knechts weichen. Die Vorzeigung des Sakraments dagegen, die ihm als Landessitte geläufig war, hatte er zu beseitigen nicht den geringsten Grund; da er einmal die Dauer der Gefahr

[1]) S. 494.

übernahm, erschien ihm dieser Zug ganz natürlich. Ich vermag somit Bussons letzterer Folgerung nicht beizupflichten. Der Engel verleugnet übrigens auch in den späteren Berichten seine Herkunft nicht. S. 495 erwähnt Busson den Bericht Brauns in dessen Welttheater, 5. Bd., fol. 58, 59, der wörtlich aus dem Hercules Prodicius entlehnt sei. Letzterer schildert den Retter als „iuvenem quendam ignotum, habitu rusticum“; Schultes, der ebenfalls den Prodicius als Vorlage benutzt, als einen „in Bauren-Kleidern unbekandten Jůngling“[1]), der von Busson S. 498 erwähnte Brandis[2]) beschreibt ihn als einen „Jüngling in baurs-klaidung (welcher unvelbar sein schutz-engl gewesen)“.

Wir sehen, dass trotz Busson sich die Martinswandsage auf ein Erlebnis Maxens zurückführen lässt, ein Erlebnis, das uns sogar in einem Diktat des Kaisers selbst überliefert ist, somit die Sage von der Martinswand keine unechte genannt werden darf. Mit dem Teuerdank hat die Entwicklung der Sage nichts zu thun, sie ist vielmehr völlig unabhängig von diesem geblieben, erst in später Zeit hat man sie in Beziehung zu diesem Werke des Kaisers gebracht.

3. Unfälle. Wassersnöte.

Nicht nur auf dem Lande muss der teuere Held mit Unfalos Tücke um sein Leben ringen; auch auf die See verfolgt ihn das neidische Geschick. Sechsmal sehen wir Max in Seenot; in den Kapiteln 32, 43, 46, 64, 65, 72. In der Handschrift 2806 sind diese Unfälle auf dem Wasser zusammengefasst in 35, 36, 37, 38, 40. 43 des Drucks entspricht 35 der Handschrift (fol. 36a—37a); 32 : 36 (fol. 37a—38a); 46 : 40 (fol. 40b—41a); 64 : 37 (fol. 38a—38b); 65 : 38 (fol. 38b—39b). Abenteuer 72 des Drucks ist der Handschrift noch unbekannt. Fugger macht zu den sechs Ereignissen ganz auffallend genaue Angaben. (Bd. IV.)

---

[1]) Vgl. Haltaus Teuerdankausgabe S. 130 ff., der Schultes Clavis zum Teil abdruckt.

[2]) Vgl. Anmerkg. 2 bei Busson: „Dess Tirolischen Adlers immergrünendes Ehren-Kräntzel, Bozen 1678, S. 178.

32 hat nach Pfintzing seinen Schauplatz in Holland. Maxens kleines Schiff hat ein zu grosses Segel; der heftige Wind, der dieses füllt, droht das Fahrzeug zum Kentern zu bringen. Auf des Fürsten Gebot wird das Segel verkleinert und dadurch die Gefahr abgewandt. Wunderlich berührt die Ausflucht, mit der Unfalo sein Fernbleiben von der Fahrt zu motivieren sucht (nur in der Handschrift):

(fol. 37 a). „vnfallo sagt / Ich Red bey meinen phlichten
das schiflein Ich Euch zurichten lass
damit Ir mugt Ietz faren dester pass
dann Ich muess Reiten vber lanndt
vber ain hoch gepirg gar vnbekannt
das vast strenng vnd pöss zu reiten were (fol. 37 b)
. . . .“

Das hohe Gebirge verträgt sich doch schlecht mit Pfintzings Ortsangabe „Holland“. In den ligurischen Gewässern schwebte Max in grosser Lebensgefahr, vgl. Weisskunig, S. 202 der Ausgabe von 1775 [1]). Fugger meint fol. 286 b: „dann alss Er auf ain Zeit Inn Hollandt vber die See in die Statt Armuyen“, — das ist wohl Arnemuiden auf der Insel Walcheren, ostnordöstlich von Middelburg — „fahren wöllen . . . “

In 43 wird Max auf einer Fahrt „in dem wasser landt an West friessen“ vom Sturm überrascht.

Den Schauplatz von 46, das die Gefährdung von Maxens Schiff durch Eisschollen schildert, haben wir wohl in der Zuidersee zu suchen; Pfintzing nennt Holland. Sehr anschaulich beschreibt den Eisgang der Verfasser von Wilwolt von Schaumburgs Taten, S. 197.

64 versetzt Pfintzing in den „tumpfel auf der Schellta in Flandern“. Fugger erzählt, Max hätte nach dem Flecken Hulsterloe fahren wollen. Interessant ist der Hinweis auf den falschen Schlosshauptmann, der mit Unfalo im Bunde ist, Vers 54 ff., vgl. auch Cod. 2806 fol. 38 b.

65 ist eins der wenigen Abenteuer, denen Pfintzing eine genauere Angabe widmet. Im vlämischen Krieg, beim Landen im Antwerpener Hafen fand der Zusammenstoss statt.

---

[1]) Dort falsche Seitenbezeichnung.

72 ereignete sich nach Pfintzing in Seeland. Wie der Weisskunig berichtet (Schultz S. 224.20 ff., vgl. auch 480, 481), wurde Max im Jahre 1485 während des vlämischen Kriegs in den Gewässern der Gegend von Bergen samt seiner Flotte vom Sturm übereilt. Fugger versetzt das Ereignis auf eine Fahrt nach Roemerswaal an der Nordostküste von Zuid Beveland (Provinz Zeeland). Fugger, fol. 293 a.

Gefährdung durch Pulver und Feuer.

Zu kriegerischen Dingen führt uns 39. (2867 : 21; 2806 : 29.)

In Österreich unter der Enns hilft Max die Geschütze ausbrennen; unvorsichtig leuchtet er mit einem Windlicht in das Rohr einer Kartaune; ein Ansatz von Pulver, der in demselben zurückgeblieben ist, entzündet sich und schlägt ihm das Licht aus der Hand.

50 (2806 : 46, fol. 44 b, 45 a) erzählt, wie Max in der Pikardie (Pfintzing) durch die Stücke einer platzenden Schlangenbüchse gefährdet wird.

57 berichtet, wie in Kärnten eine überladene Büchse springt und den Kanonier verletzt; 34 in 2806 (fol. 35 b, 36 a), die frühere Fassung des Kapitels schiebt das Abfeuern des Geschützes Max selbst zu.

Pulverexplosionen bedrohen Max in 58 (Geldern, Pfintzing) und 60. Dem Ersteren entspricht in 2806 : 39 (fol. 39 b—40 b); es wird da zu den Wassernöten gestellt. Ist es dort die Nachlässigkeit eines Kriegsknechts, so ist es hier in 60 2806 : 47 (fol. 45 b—46 b), im Tempel zu Obertirol, die Unbesonnenheit eines Dieners, die die Gefahr veranlasst.

In 73 erfahren wir, wie Max im Frankenland in seiner Herberge von einer Feuersbrunst überrascht wird. Vgl. Codex 2806 : 49 (fol. 47 b, 48 a).

Fürwittichstreiche.

Zwei rechte Fürwittichstreiche haben wir in 21 und 23. Dem Ersteren entspricht in 2867 : 30 (fol. 79 b—82 a); in 2806 : 17 (fol. 20 a, 20 b). Max verübte ihn im Breisgau, wie Pfintzing berichtet; Fugger erläutert, dass der junge Prinz in einer Poliermühle bei Freiburg den Fuss unter das Rad gestossen habe. 23 ist in 2867 in 31 (fol. 82b—84a); in 2806 in 18 (fol. 21a, 21b) vorbereitet. Max wagt sich bei Brügge auf dünnes Eis; nur ein schneller Sprung bewahrt ihn vor dem Einbrechen.

Unfälle.

Schon Unfalo angemessener erscheinen 26 und 29. Jenes Abenteuer 2806 : 21 (fol. 23b—25a) erzählt wie Max durch den Bruch einer Treppenstufe zu Fall kommt, in Schwaben; dieses (2806 : 43, fol. 42b—43a) berichtet, wie er im unteren Innthal mit dem Pferde stürzt, ohne jedoch Schaden zu nehmen.

Krankheitsfälle.

Wie Max danach strebte, in allen Dingen kompetent zu sein, so zog er auch die ärztliche Kunst in sein Bereich. Vgl. W. K. S. 68, Zeile 19 ff. In wenigen, aber durchdachten Worten fasst er sein Urteil zusammen: „die erkenung und aufmerkung, das ain krank mensch selbs thuet in nemung und wurkung der erzney, ist mer dann die uberflussig erzney, und welher mit der speiss und trank lebt nach begerung der natur, auch nach emphindung des leibs und nach weisung der vernunft, der lebt in seinen tagen in wolmugen und erraicht seine aufgesetzte jar“.... „Sölich lernung kam dem jungen weisen kunig zu grossen staten, dann in seinen jaren hat es sich begeben, das er zu zway malen in krankhait gefallen ist, und wo er ime nach seiner aufmerkung seiner krankhait und emphindung seins leib nit selbs die rechtmässig erzney erdacht und genomen het, so het er durch die erzney, die ime doch in guetem gegeben und wider sein krankhait und natur was, sterben muessn“. Diese beiden Fälle hat Max in den Unfallo aufgenommen, als Kapitel 67 und 70. Das erstere Krankenlager versetzt Pfintzing nach Holland. Heuter berichtet darüber S. 62[2]: „Vere eiusdem anni (1480) Gandenses .... Maxaemiliano leges sumptuarias .... scribunt; .... Qua insolentia cum vxore Maria

Vrbe discedens..... Roterodamum venit, vbi in morbum incidens, adeo grauiter aliquamdiu laborauit, vt medici de vita desperarent. Sed tandem natura morbum superante conualuit.“ Vgl. „Histoire des Païs-Bas, depuis 1477—1492, écrite en forme de journal par un auteur contemporain“, herausgegeben von Gérard, Recueil des Chroniques de Flandre par J. de Smet, Tome III, p. 696: „Tost après (vorher der Januar für anderes Ereignis angegeben) mondit seigneur se tira en Hollande, où il olt une grande et griève maladie, dont il fut en grant dangier, car il fut habandonné de tous médecins“. Einen sehr eingehenden Bericht über die Krankheit und deren Ursache giebt Theodoricus Paulus S. 313: „De subitanea infirmitate illustrissimi Maximiliani ducis et ejus convaletudine.

Eodem anno (1480) feria secunda post festum Palmarum, quae fuit XXVIII[a] dies mensis martii, Maximilianus inclitus dux aucupalis, ludi plerumque cupidus, nisum pulchrum ad manum sumens, cum paucis militaribus et falconistis in campis vadens causa recreationis, cadens in fossato quodam, totus madidus usque ad pectus suum mansit sic lotus fere per tres horas. Insuper cecidit pluvia magna, et ventus borealis permaxime flans ipsum invasit. Ipse vero parvipendebat praedicta propter juventutem, arbitrans quod nullatenus nocerent sibi. Sed, proch dolor! feria quarta sequenti coepit permaxime febribus continuis gravari in tantum quod in bona feria quinta et in parasceve Domini erat totus sine intellectu per quadraginta octo horas, ac si laborasset in extremis. Sed, Deo juvante, industria doctorum in brevi convaluit.“

70 erzählt, wie Max im Frankenland wiederum durch falsche Behandlung seitens seines Arztes an den Rand des Grabes gebracht wird, sich aber „aus vernünfftigem aufmerckhen seiner natur“ vom Tode rettet. — Die Codices 2867 und 2806 kennen die beiden Kapitel nicht.

4. Kriegsabenteuer und Ritterspiele.

Nicht allein im edelen Waidwerk hatte sich Max von Jugend auf geübt. Galt ihm dieses doch nur als Vorschule für den Krieg, vgl. Autobiographie, Schultz, S. 425, Zeile 8 ff. In seinem 17. Jahre bereits „arma militaria cepit et armis summe incubuit“. (3302, fol. 16 b.) Sehr schnell brachte er es zu aussergewöhnlicher Fertigkeit im Gebrauche der Waffen. Er verstand es nicht allein mit dem Schwert, mit kurzem und langem Degen, mit Landsknechtspiessen, mit Stangen, „drischln“ und Messern zu fechten, sondern auch in böhmischen Pafesen, „zu ross in dem hussarischn tärtschlein“[1]; auch mit Lanze, Säbel, Mordhacke, Wurfhacke wusste er meisterlich umzugehn. Nicht minder geschickt handhabte er den Landsknechtspiess. „Als er zu seinen jarn kam“, hat er „oftmals ainen starken (fol. 175 b) landsknechtspiess genomen und denselbn spiess von freier hand in ainem pam zu zwayen stucken gestossen, das ime kainer nye nach hat mugen thun.“ (W. K. Schultz, S. 100, Zeile 17 ff.) In der edelen Fechtkunst erdachte er neue Schläge und Eingriffe, die er oft anwandte „und dardurch albegen seinen widertail uberwand“: „des sich dann die alten fechter, die in schimpf und ernst gefochten heten, vast verwundertn seiner new erfindung, damit er inen (fol. 177 b) allen oblag“. (W. K. S. 100, 24 ff.) Ein Fechtbuch sollte seine Erfahrungen festhalten; der Entwurf dazu ist uns im Cod. 2900 fol. 3 erhalten. Vgl. Chmel 2, S. 459, der die Seite abdruckt. Schon vor seiner Heirat hatte er sich im Ritterspiel geübt, vgl. 3302 fol. 16 b ff., und fol. 17 b ebenda gesteht er: „princeps letus ex tali fortuna illum ludum continuavit sepius etiam, quam necessitas fuit, cum magno corporis periculo“. In allen diesen Turnieren hat er seine Tüchtigkeit bewährt; (vgl. W. K. S. 104, Schultz Zeile 19 ff.), S. 106, a. a. O., Zeile 1 ff. rühmt er sich: „hat auch alle ander gestech und rennen, die in der welt offenbar sein gewesen, darzu alle ander ritterspil, (fol. 182 a) wie mans erdenken hat mugen, getribn, auf teutsch vilmalen scharf gerent, auch oft torniert und ernstliche kempf gethan, und wann er je ain zeit mit den kriegen stil gestanden ist, so hat er an seinem hof alle ritterspil mit grossen freuden treiben lassn und ist albegen mit seiner person selbs darynnen

---

[1]) W. K. S. 100, Zeile 21 ff.

gewest. Sein kuniglicher hof ist mit den ritterspiln in aller welt dermassen bekant gewest, das von vil kunigen vil fursten, grafen, herrn und ritter an des weisen kunigs hof gezogen sein, die dann albegen mit den ritterspilen durch den weissen kunig gewert und ubersigt worden sein. Dardurch ist zu merken, dieweil der weiss kunig als ain grosmechtiger herr sovil und söliche tapfere und ernstliche ritterspil getriben hat, das er sein ritterliche hand nach kuniglicher eer gepoten, die er dann in der menschen kunftign gedächtnus mit grosser eer erlangt hat". Er liebte es bei solchen Gelegenheiten, seinen Gegnern dadurch seine Überlegenheit zu beweisen, dass er sie ihrer Waffen beraubte und dadurch kampfunfähig machte [1]).

Ein herrliches Denkmal seiner zahllosen Waffenübungen besitzen wir im Freidal. Einige besonders glänzende Turniere heben die zeitgenössischen Chroniken hervor, wie Clemens Sender, Heinrich Deichsler [2]). Namentlich Augsburg, Nürnberg, Köln [3]) und die Niederlande waren die Schauplätze dieser prächtigen Spiele. Über andere, die vorzüglich zur Fastnachtszeit stattgefunden haben, erhalten wir Auskunft durch den Codex inconogr. 398 der münchener Hofbibliothek [4]).

Schon sehr bald nach seiner Vermählung mit Maria von Burgund hatte der junge Erzherzog Gelegenheit, seine ritterliche Tüchtigkeit auf dem Schlachtfelde zu erweisen. Und da hat er ehrlich seinen Mann gestanden. Vgl. Joannis Carionis Chronicorum libr. III, Parisiis 1557, S. 515: „Gessit Maximilianus multa et ingentia bella, primum in inferiori Germania, Flandria et Brabantia, in quibus ipse sua manu dicitur multa praeclara facinora patrauisse, quorum ego audiui pleraque, sed penitus explorata non habeo". Paulus Lang

---

[1]) Z. B. Claude de Wadre, vgl. Abenteuer 77.

[2]) Cl. Senders Chronik, Deutsche Städtechroniken Bd. 23, S. 89 und Anm. 2; ebenda S. 128 und Anm. 9, sowie Hch. Deichslers Chronik, D. Städtechroniken Bd. 11, S. 567.

[3]) Vgl. Molinet, Bd. 3, S. 15.

[4]) Vgl. Chmel, wiener Sitzungsberichte 1850, II. S. 400, und namentlich S. 604, wo Chmel einen Auszug aus dieser Handschrift giebt.

pflichtet Carion bei: „Quibus bellis frequenter personaliter ipse Maximilianus rex armatus interfuit, etiam in ipsa acie crebro fortissimi militis instar dimicans[1]). Auch Wimpheling verlegt den Schauplatz von Maxens kriegerischen Grossthaten in die Niederlande[2]): „Maximilianvs augustus ipso Alexandro magno vere dici potest militarior: Quidum adhuc ephebus esset et inberbis: cū Gallis: Sicambris: Batauis: Morinis: Eburonibus: nūc eques nūc pedes in prima acie cōgressus: de eisdem etiā gloriosissime triūphauit.... " Maxens Wagemut rühmt auch die oratio extemporalis des heidelberger Theologen Spangel (1489 gehalten) an Max: „diceris enim magnanimus, laborum patiens, contemptor tempestatum, sub dio et papilionibus; praedicaris intrepidus ad ardua, terribilia, immo lethifera, vbi tenui filo vix mors a vita distinguitur". (Fr. Str. II, S. 465[3].) Maxens Waffengefährte Olivier de la Marche spricht sich Bd. III, S. 312 ff. über die Tapferkeit seines Herrn aus: „parler de ce noble Roy des Rommains et de ses grans faiz et de ses vaillances" ..... Nicht den Titel „Cueur d'or ou d'argent" will er ihm geben, denn der wäre der „haulteur de son couraige" nicht entsprechend; nicht Eisenherz, sondern Stahlherz „Cueur d'acier" nennt er ihn in bewundernder Erinnerung: „Quantz heurtz de guerre" er durchgemacht, „Quantes batailles et rencontres il a soubstenus et portés en sa personne, et mesmement venant de ses subjectz".

Maxens persönliche Teilnahme an den Kämpfen ist auf seine Jugendzeit beschränkt. Namentlich in den Niederlanden hat er seinen Waffenruhm begründet. Fugger spricht im Anfang seiner Clavis seine Verwunderung darüber aus, dass Max sich so oft leichtfertig in Gefahr begeben habe. Aber in jener Zeit war es Sitte und Pflicht, dass der Feldherr persönlich im Handgemenge unter den Ersten seinen

---

[1]) Pauli Lang. Mon. Chron. Citizense. Pistorius-Struve T. I, S. 1263.

[2]) Epithoma Germanorum Jacob. Wympfelingij fol. XXXVI b, de bellis Maximiliani Ca. LIX.

[3]) Von Wimpheling citiert, vgl. Linturius Appendix ad fasciculum temporum, Pistorius-Struve II, S. 585. (Ad Carolum Franciae regem, pro Maximiliano rege oratio.)

Kriegern mit gutem Beispiel voranging. Man denke vor allem an Albrecht von Sachsen. Später, als Max römischer König war, pflegte er vorsichtiger zu sein; er ist nicht mehr der rücksichtslose Draufgänger von ehedem. Vgl. die Erzählung Hanns Jakobs von Landau in der Zimmerischen Chronik IV, S. 355,10—20. Wenn er sich später doch noch aussetzte, so musste das seinen ganz besonderen Grund haben. So war es in der Schlacht von Mentzenbach, 1506. Als Max damals selbst gegen die Böhmen ziehen wollte, die in der Markgrafschaft Leuchtenberg bei Waldtmünchen standen, hielten ihm die Kriegsräte des schwäbischen Bundes vor, er dürfe sich nicht in das Schlachtgewühl begeben. Er erwiderte, er werde dies doch thun „in sonderheit, dieweil man saget, das dise Behain der maisten thail von der Hussischen Secten seindt, desshalben so Rüsten Euch mit allem auf das sterckhest, so Ir khünden . . .“ Fugger IV, fol. 43 a. Vgl. wegen des Treffens Fugger ibid. fol. 44 b, Ulmann S. 226, II und Anmerkungen. Auf der Rennbahn erschien Max bis in sein Alter. Vgl. Augsburger Chronik 4 (Städtechroniken), Clemens Senders Chronik S. 128: „Kaiser Maximilian hat hie sein letzst rennen than mit hertzog Friderich von Sachsen, und ist kainer gefallen, aber die schildt von inen . . . . . vnd haben ainander baid wol troffen, 15. Mai, vgl. Anm. 9, 21, Mai 1510. Nicht minder geschickt als in allen diesen ritterlichen Künsten war Max als Waffentechniker, vgl. das Kapitel des Weisskunigs von der „artalerey“, S. 110, 4 ff. bei Schultz, sowie „platnerey und harnaschmaisterey“, Schultz S. 108, 1 ff. Sein erfinderischer Geist hat gerade auf diesem Gebiet Hervorragendes geleistet. Aber auch als Festungsingenieur war er thätig. Vergleiche den Codex 2858 der wiener Hofbibliothek, der in seinen hübschen Abbildungen eine grosse Anzahl von ihm angelegter Verschanzungen bringt. Über Maxens Tüchtigkeit als Feldherr vgl. Ulmann I, S. 195, 846 ff.

Maximilians kriegerische Thaten haben im Teuerdank im Neidelhart ihren Platz gefunden, der auch einige wenige Ritterspiele zu berichten weiss.

Neidelhart.

76. 2889: fol. 9a—11b. Pfintzings Angabe in der Clavis ist so allgemein gehalten, dass man aus ihr nichts entnehmen kann. Indess hilft uns hier der Weisskunig. Das Abenteuer ist identisch mit den dort S. 194, Zeile 1 ff., s. a. Anmerkung S. 480, erzählten Ereignissen. Max erzählt da: „Wie der jung weyss kunig ain andere stat uberfalen wolt und ainen streit tet".

Da nun der jung weiss kunig die vorbemelten seine anschleg verpracht und das praun und plab hör zertrennet het, da rustet er sich mit seinem kriegsfolk auf das wasser und fuer mit hundert scheffen auf ain mechtige stat, in der maynung, er verhoffet sy wäre widerumb seiner parthey, wiewol sy ime vor abgefallen was. Und als er mit seinen scheffen auf dem wasser in die gegend derselben stat kame und an land farn und abtreten wolt, da warteten die von derselben stat mitsambt ainer grossen mannschaft von ainem viertl aus dem land, so zu inen gefallen was, etwo vil tausend stark auf den jungen weissen kunig, (fol. 321b) heten auch ain guet streitgeschutz bey inen, das sy alles auf in richteten. Der jung weiss kunig het auch ain treffenlich geschutz auf seiner seiten und fuer an land durch ir geschutz und liess sein geschutz abgeen in die veind und traib sy damit ain wenig zuruck, und er sprang mit seiner geselschaft aus den scheffen in das wasser bis an die gurtl und machet in der eyl sein ordnung und traf mit den veinden zustundan an ritterlichen und schlueg sy in die flucht, und der veind waren mer dann der halb tail erslagen und gefangen. Ir weren vil mer beliben, aber es kam ain frischer hawfen der prawnen geselschaft inen zu hilf und kam ein wenig zu spat zu dem streit. Und als sy ersachn, das ir praun geselschaft in die flucht geslagen was, da zugen (fol. 322a) sy widerumb ab, doch erst in der vinster nacht und liessen dem jungen weissen kunig den syg und das veld etc." S. 224, Zeile 30 ff. berichtet der Weisskunig dieselbe Episode nochmals in kurzer Fassung. Holzstock 100 des Weisskunigs bezeichnet den Kampf als „das slahen vor Seyst". Ihm folgen

Sammelband XXII, pl. B. der Bibliothek des regierenden Fürsten zu Liechtenstain. (Schultz S. XVII; er nennt ihn G) desgleichen E (2832 k. k. Hb. Wien), fol. 141 a Randbemerkung. (Vgl. die Anmerkg. bei Schultz.) Nun liegt aber Zeyst östlich von Utrecht, im Binnenland. Die Schlacht kann also unmöglich dort stattgefunden haben. Es scheint sich vielmehr um eine Landung bei Sluis, 1485, zu handeln, die Max nach einem durch Sturm vereitelten Überfall auf ein Kloster in der Gegend von Ossendrecht unternahm.

77. Wegen dieser berühmten Waffenthat des Kaisers, die bei allen seinen Zeitgenossen grosses Aufsehen erregte, vgl. O. de la Marche III, S. 309 und Anm. 2. Ausserordentlich eingehend beschreibt Molinet die Vorgeschichte des Zweikampfs mit ihrem gezierten Ceremoniell, 5, S. 17 ff., das ein gutes Gegenstück zu den Einkleidungen einiger Zweikämpfe des Teuerdank giebt. (Cap. CCLXXVI.)

„L'entreprinse du chevalier esclave, nommé sire Claude de Vauldrey.“

Sire Claude de Vauldrey, chevalier, seigneur de Laigle, de la nation de Bourgongne, (ung chevallier bourguignon, son (Maxens) subject, d. l. Marche a. a. O.) très renommé en armes par les très nobles exploicts de guerre et les tournois, joustes, champiaiges, et pas d'armes qu'il avoit faicts, desquels il estoit venu à glorieux achevissement, tant devant le roy et la royne de France, comme devant plusieurs princes, preux et vaillans en faculté d'armes, très fort recommandez, se partit environ le mois de juillet, pour tirer vers le roy des Romains, espérant y faire quelque entreprinse..... S. 18.... messire Claude se tira en Anvers, où le roy des Romains estoit logié, au monastère de Sainct-Michiel; et advint que ledit jour de la Toussainct, ledit roy allant à la messe,..... Thomas Isaac, dit Thoison d'or, portant la coste d'armes dudit messire Claude, vint au cloître de Sainct-Michiel; et lors qu'il fut à la veue du roy, vindrent vers luy deux héraulx, lesquelz le saluèrent, demandant à qui il estoit, et où il alloit, et quelle chose il cherchoit. Il respondit: „Je suis hérault du noble chevalier, esclave et serviteur à la belle géande, à la blonde perruque, la plus grande du monde, si vous prie que m'adressez vers le très puissant roy des Romains"; et lors lui monstrèrent". S. 19 (Cap. CCLXXVII).

La salutation que fit Thoison d'Or au roy.

„Très sacrée majesté, très haut, très excellent, très puissant et très victorieux roy, la saincte Trinité vous doint „accomplissement de tous vos excellens et chevalereux desirs; „Sire, le chevalier esclave serviteur, à la belle géande, à la „blonde perruque, la plus grande du monde, se recommande „très humblement à vostre très noble grâce, vous suppliant „voloir entendre ses lettres, et lui accorder sa requeste." A tant le roy prinsit les lettres, et les fit lire devant les princes dessus nommez; et, après avoir appellé son conseil sur le lieu, fit faire la responce par le greffier de l'ordre, audit Thoison.

Response du roy audit Thoison.

„Gentil officier d'armes, vous nous apportez nouvelles „qui nous sont agréables; et croy si vous ne congnoissiez „le chevalier, gentilhomme et sans vilaine reproche, vous „ne nous feriez tel messaige; sur ceste féance, nous acceptons „la requeste du chevalier, et lui donnons congié et licence „de porter son emprinse. Nous allons à la messe, faictes „vostre rapport, et le faictes venir au partir de nostre disner, „si toucherons à son[1]) emprise; pour le fornir de nostre „personne, afin de l'allégier, selon le contenu des chapitres „qu'il nous baillera." (Cap. CCLXXVIII.)

La salutation que fit le chevalier esclave au roy des Romains.

„Sacrée majesté, je me présente humblement devant „vous, par vostre noble congié et licence; vous suppliant „en toute humilité, que voeillez, toucher à l'emprinse que „je vous porte, afin de moi décherger de la peine où je suis „obligé par le commandement de ma dame."

Response du roy au chevalier.

„Noble chevalier, pour ce que nous sçavons que vous „estes chevalier esprouvé, et congneu aux armes en tout

[1]) S. 20.

„honneur et vérité; nous touchons à vostre emprinse pour „furnir à nostre corps, à l'encontre de vous, sur les armes „à vous chergiez, et selon le contenu des chapitres, que „vous nous baillerez, se Dieu nous garde d'encombrier; et „de léal ensoingne, vous vous retirerez à Malines, ou en „Bruxelles, vous apprester, et nous vous ferons sçavoir „dedens briefs jours, où nous pourrons accomplir le desir „de nous deux."

Remerchiement du chevalier.

„Sire, le plus très humblement que je puis [1]) faire, vous „remerchie de l'honneur que vous me faictes, priant à Dieu „de bon coeur, qu'il doint à vous et à moy bonne adven„ture."

Cap. CCLXXIX.

Les chapitres.

„La saincte Trinité, ung seul Dieu en trois personnes, soit en moi commenchement moyen et fin; et me voeilles estre en confert, conseil secours et ayde sous le mesme povoir, j'ai conclud et délibéré furnir et parfaire les armes, selon le conteuu des chapitres cy-après escripts.

„Le premier chapitre est que moi, nommé le chevalier esclave .... faict sçavoir à tous ceulx lesquelz ont corraige de valoir, que en mes visions et songes, s'est apparu, parlant à moy, Mars, le dieu des batailles, accompaigné de Pallas, déesse de proesse, par douze nuicts de mardy, à quoi ne me suis volu arrester jusques à ce que raison et entendement me ont dict: „Tu le dois faire, non pas pour adjouter „foy aux dieux et déesses, mais pour ce que Nostre-Seigneur „seul inspire les gens ainsi qu'il lui plaist; et souventes fois „par divers inspirations. (Jehan, 13. Spiritus, ubi. vult. spirat.)" S. 22. Dont moy, congnoissant ceste vision causée de vertus, ay ici rédigé par escript les paroles proférées et dictées à moi par la bouche de Mars, dieu des batailles, accompagnié de Pallas, déesse de proesse, lesquels me dirent en telle manière: „Nous te faisons commandement que jamais tu ne „te asséez à table; jamais tu ne baise dame ne demoiselle;

---

1) S. 21.

„jamais ne voyes en guerre armet de blancq harnois, ou „autrement; et par dessus, je te deffens que ne face aulcun „serment de servir prince ou princesse, jusques à ce que „tu ayes faict arme, combattu à outrance, et faict rendre „ou estre rendu toy mesme, au plus preux, vertueux et „vaillant chevalier du monde.“

„Le deuxiesme est que je porteray une emprinse d'ung fer d'or, dont la belle géande m'a enferré; et ne puis jamais estre defferré jusques à ce que ledit preux, vertueux et vaillant chevalier aura touché à madite emprinse, pour faire et accomplir les armes en brief desclarées.

„Le troisiesme, que ledit chevalier me ordonnera jour, et me trouveray au champ clos, monté et armé comme en tel cas appartient, la lance en la main, l'espée au costé ou en la main, pour furnir et accomplir lesdites armes de madite emprinse; et lesquelles lances seront ferrées à fer esmolu et d'une mesure, et les espées pareillement semblables, et dont ma partie aura le choix; et lesquelles lances et espées seront baillées ès mains d'ung juge, tant pour les visiter, que pour les dé-[1])livrer à nous selon le contenu de ces présens chapitres.

„Le quatriesme, que ledit chevalier se pourra armer, monter et enseller à son gré et voloir, ainsi que en tel cas appartient.

„Le cinquiesme, nous courerons une course de lance l'un contre l'autre, et puis combatterons sans retraicte d'espée, d'estocq et de taille, jusques à ce que l'ung de nous deux dira: „Je quicte la bague à mon compaignon“, et laquelle bague sera délivrée par chacun de nous deux ès mains du juge; chacune bague en valeur de dix mille escus ou en dessoubz, et avant la bataille encommenchée, pour donner la bague concquise à celuy qui l'aura desservi, comme il appartient, et l'autre bague sera rendue à celuy qui l'aura baillée, et qui aura son droict gardé comme il appartient.

„Le sixiesme, si l'espée de l'un de nous deux tomboit par terre en combattant, afin que l'emprinse soit mieux

[1]) S. 23.

furnie, ladite espée porra estre rendue à celuy qui l'aura perdue; mais si l'espée rompoit, en ce cas chacun fera le mieux qu'il porra.

„Le septiesme chapitre est que, pour l'honneur de si haulte chevalerie, que du meilleur chevalier du monde je donne le choix à ma partie de choisir et ordonner le jour et le lieu de nostre bataille, et aussi de choisir juge pour nous tenir tous deux en droict; requerrant en toute humilité que le jour soit brief de l'exécution de ces présens chapitres, S. 24 affin de moi descherger de si pesante cherge, et de délivrer mon coeur de son desir.

„Et affin que chacun de nous sache et congnoisse que je voeil accomplir et furnir de poinct en poinct les armes contenues en ces présens chapitres, j'ay prié et requis messire Claude de Vauldrey, seigneur de Laigle, le signer de son nom, et du scel armoyé de ses armes, le vingt-quatriesme jour du mois de septembre."

Der verabredete Kampf kam erst im folgenden Jahre auf dem Reichstag zu Worms zum Austrag. Wir besitzen zwei ausführliche Nachrichten über das Turnier. Die eine, die von dem Bürgermeister von Worms, Reinh. Noltz, stammt, unterrichtet uns vor allem über die Vorbereitungen und Ceremonien, die den Kampf einleiteten und begleiteten. Sie zeigt, dass die Einleitung des Kapitels der Wirklichkeit genau gefolgt ist. Eine andere, die vorzüglich den Streit selbst schildert, besitzen wir in einem Kapitel der Thaten Wilwolts von Schaumburg. Wir hören zunächst Noltz[1]): „Item uf mitwochen nach Bartholomaei (26. August 1495 s. a. O.) kempfet der Röm. könig Maximilianus zu Worms uf dem Obermarck bi der Newen pforten mit einem Walon genant Glade de Wadria, was geboren us Hoch-Burgundie; und was der marck hüpsch schön und lustig zugerüst mit sand und mit schrancken gerings umher, wie auch vor hin, do der könig in mayestate sasse; doch so was dieses mal an die schrancken [98] bort geschlagen, die waren halber entzwei geschnitten und

[1]) Quellen zur Geschichte der Stadt Worms, hrg. v. H. Boos III, S. 396, 397, Tagebuch des Reinhart Noltz.

ufrechts die lenge angeschlagen und waren oben daran spitz enge schnitten, auch stunden die burger gewapnet daran gerings umher je einer an dem andern, wie auch vorhin, da die kön. mayestat sasze, und in diesen schrancken waren andere schrancken ufgeschlagen, auch rings umher, die wårent nider, dasz man darüber lenet, und stunden viel edellut daran; auch liesz man niemants in die schrancken, wan wer darinnen bescheiden was; auch hat man einen hohen groszen richter stul ufgeschlagen, der [99] stunde uf der siten, nahe bi der Newe pforten und sasze da oben und was richter herr Rudolf fürst zu Anhalt und bi im die legation des königs von Hispanien und die legation von Venedig und ander herren Tutschen und Walonen, urteil zu geben über diesen kampf, welcher das best tet. Auch so lieszen diese richter sie je wiegen ire waffen und maszen auch ire stangen und spiesz, auch wurden viel gebott usgeruffen und getrumbt, also dasz niemand solt dazu lauffen want wer dazu bescheiden were. Auch hat (S. 397) der könig [100] ein gezelt ufgeschlagen, das stůnde zwischen dem Dantzhus und dem Schwanen und hat oben daran des richs schilt gemalt, und hant auch bort vor das getzelt geschlagen, die waren wisz rot gelb und grün gemalt dick umb einander. Dargegen über die lang ysen bi Altenburg hus hat der Wale auch ein gezelt ufgeschlagen, daruf sin schild und helme stant und auch die schilt des jungen printzen hertzog Philips des Römischen königs son, die darnach in unser frawen kirchen in der fürstat gestecket waren worden; [101] und auch bort umb sin gezelt geschlagen, die warent grün gemalet. Auch waren vier herren bescheiden dazu, die der sachen acht nemen und ritten uf dem marck im gantzen harnisch von oben an bisz unten us, der was einer grave Eitelfritz von Zollern, der zit cammerrichter, herr Vit und herr Michel, beide von Wolckenstein, freiherren, gebrüdern und ritter, auch hertzog Albrecht von Sachsen der alt; und reid der könig und auch der Wale us iren gezelten und kempften mit einander und ward also do offentlichen mit recht durch den [102] obgenanten richter erkant, dasz der könig den kampf gewonnen hat, und gabe aber der richter do dem könig die gülden kette und ein gülden ring, die schanckt der könig dem Walen, der Wale schanckt sie auch alsbald der königin. Die königin stunde uf einem gang gegen dem richter stuele vor eines pfaffen hus genant her Peter Zan, und was der gang hüpsch zugerüstet mit gülden syden und gewürckt tüchern, und was die königin fast trurig und weinet, und was ir zugeben zu einem tröster pfaltzgraf Philips churfürst." Die letzte Bemerkung über das Verhalten der Königin zeigt, dass auch dieser eine Rolle bei der Veranstaltung zugewiesen war. Den eigentlichen Kampf schildert, wie erwähnt, ausführlicher der Verfasser von W. v. Schaumburgs Geschichten und Taten, S. 156, 157. „Under sölcher frolicheit vereinigt sich die [1]) romisch kuniklich majestat mit Clau de Wadre, einen kampf zu tun. Zu dem wurden schranken, wie sich zum kempfn geburt, zuegericht, zu beiden seiten stent, auf den die romisch künigin mit irem frauenzimmer und andern frauen und junkfrauen zu sehen, und auf den andern der graf von Anholt mit andern vil graven und herren darzue verordent sein solten, gemacht, alle mit gülden tüchern und köstlichen tapecerein behangen. An iedlichem ort was ein kostlich gezelt mit sonderlichen schranken verwart, das niemant darzue komen mocht, aufgeschlagen, darunder sich die kempfer verwappen solten, und vor der majestat gezelt die schranken mit vil von fues auf gewappenter fürsten, graven, herrn und ritterschaft besetzt. Und als die kempfen ieder seins orts under die gezelt kam, auch die kunigin mit allen frauen kostlich geschmückt und iederman uf sein stent, in dem reit ain herold aus des kunigs [127 b] gezelt, ausrufent und meniklich still zu sein gebietunde, die kempfen nit zu irren, weder reden, schreien, winken noch teüten, sonder si mit einander vechten und gewern lassen; wer aber solichs verprecht, wes stants der wer, den solt nicht beschirmen, sonder im das haubt on alle gnad abgeschlagen werden. Clau de Wadre was ein Hochburgundischer, vast ein schön stark man, zoch am ersten herfür aus seinem gezelt, seinen spies auf seinen sattl gesetzt, in die schranken. In den was

[1]) S. 157.

sonst niemant, den vier fürsten, grieswarten und auch die herolden. Also zoch auch der romisch künig in seinem kempfharnisch und seinem aufgesetzten spies in die schranken, und als balt die trümetter aufbliesen, strichen si mit den spiessen zusamen. Als die vertan, griffen die helden zu den schwerten, die si ein weil gegen einander gebrauchten. Aber der künig ubereilt seinen mit kempfen, nam im das schwert, der im sicherhait gab. Als balt brach der von Anhalt den stab in seinen henden habende, gab damit zaichen, das die griesswarten damit schaiden solten. Das geschach . . . . "

Die Auffassung, dass Claude de Wadre von den Franzosen oder Burgundern aufgestachelt, den König in feindseliger Absicht zum Kampf herausgefordert habe, tritt nicht erst, wie Boos meint, bei Birken, sondern schon im handschriftlichen Fugger auf.

Zu 78 bemerkt Pfintzing: „Ein grosse gefar so dem Tewrlichen Held Tewrdannckh durch einen püchsendunst an einem Sturm in dem Stifft Vtrich beschehen ist". Fugger irrt, wenn er erklärt, dass der Vorfall sich bei einer Recognoscierung Maxens, die er als Bauer verkleidet vornahm, zugetragen habe. Birken, S. 921[2] meint, er habe sich beim Sturm auf das Bollwerk am Hafen von Utrecht, den Vaert ereignet. Max erzählt W. K. S. 220.29 ff., 223 diese Kämpfe; vgl. auch S. 489. „Utricht, Norden, die wart" (Vorstadt.) Dort erwähnt er nichts von einer persönlichen Gefahr. Dagegen sagt er lat. Autobiographie, Schultz S. 436.41 ff.: „Ille princeps Clevensis cum se a principe Maximiliano circumsessum videret, ilico pro succursu ad fratrem misit, qui mox convocatis omnibus (fol. 43 b) equestribus atque [pedestribus] peditibus de provincia sua ad oppidum Ambsfordense in campo latissimo congregavit, tamen venire in succursum tam cito non poterat, quoniam bombardae fecerunt ruptionem antea murorum, et sic uno die in aurora insultus praeparabatur, et medio noctis spacio in fossas irrupit, ubi bis vel ter in magno periculo personae suae fuit." (Sommer 1483.) Das Abenteuer ist der Handschrift 2889 unbekannt. Vgl. auch Autobiographie, S. 437.4 ff.: „Cum illi inimici a defensionibus nunquam victoriosi recederent, eos iterum arreptanter aggredi fecit, tamen prima aggressio fuit repercussa taliter, quod inimici congregaverunt se ad exiendum portas et in campis manus cum armata conserere nitebantur. Tum princeps ipse casualiter eis obviam venit cum magno corporis periculo militesque iterum admonere ad insultum fecit, iterum suburbium istud aggrediens obtinuit cum caede plurimorum inimicorum." Vgl. Birken, S. 921.2.

79. Pfintzing lässt uns hier wieder im Stich; aus seiner ganz allgemein gehaltenen Angabe lässt sich nichts entnehmen. Die Handschrift 2889 enthält die Erzählung nicht.

Auch 80 ist 2889 unbekannt. Pfintzings Clavis versagt: „Aber ein geferlicher schuss der dem Tewrdannck sein Ross vnder Im erschoss".

81. Codex 2889, fol. 14b—16a. Pfintzing versagt auch in diesem Falle: „Durch dise figurn werden anzaigt die manigfeltigkait der wer gegen dem khüen Held Tewrdannck in streitten schlagen vnd Schlachten gebraucht darinn Er seine tag in vil geferlichaitten gewesen ist wie Im Blanck künig klerlichñ angezaigt wirdt". Der Holzschnitt passt nicht zum Text. Im Codex wie im Druck wird die Schlacht als Treffen von Reitern und Fussvolk dargestellt; im Holzschnitt sind Teuerdanks Angreifer, wie dieser selbst, zu Fuss. Im Druck, Vers 45, 46 hat Neidelhart einigen Knechten den Auftrag gegeben, Max zu töten.

„Neydelhart het etlich knecht bestellt,
Die solten erschlagen den Held,"
. . . .

Diese Verschärfung der Gefahr kennt der Codex nicht. Fugger IV, 294a versetzt das Treffen nach Geldern. Mir scheint, dass der Vorfall sich eher auf eine Episode aus der Schlacht bei Thérouanne bezieht, vgl. Vlaamsche Kronyk. (Collection de Chroniques Belges inédites. Chroniques de Brabant et de Flandre publ. par Ch. Piot, Bruxelles 1879, S. 245, 246: „Int voornoemde jaer LXXVIIIJ, als tbestant uutte was, track de eertshertoghe Maximilian met die van Vlaenderen ende met zynen Waelen, die hy hadde, beleggheu de stede van Therenburch. t Welck vernemende de Franssoisen, met groote menichte van groote heeren, graven ende princen quamen siege slaen in een parc te Blangy, up twee mylen naer Therenburch, daer hertoghe Maximiliaen vooren lach. De welcke dat hoorende, lichtede zyn siege ende reysde daerwaerts met allen zynen volcke. Ende alzo de Franssoisen ooc in meeninghe waeren omme te reysene naer Therenburch omme tsiege van den eerdshertoghe Maximiliaen te lichtene, zo ghemoetense elcandre onder weghe; daer een groote rencontre was an (S. 246) beede zyden. Zo dat de mannen van wapene van den eerdshertoghe Maximiliaen achter en vooren alle vloon ende wech reden, laetende hueren prince in den noodt, ende dat hem by dien van noode wart haestelic te voete te beetene alzo hy dede. Ende dede uutte zyn wapenrock. Ende quam metten Vlaminghen alleene de Franssoisen bevechten, die hemlieden zo vromelic hadden, dat zy alle de Franssoisen versloughen ende verdreven".

Max selbst spricht sich in der Autobiographie (Schultz S. 434, Zeile 40 ff.) über die Schlacht ganz ähnlich aus:

„Pedestres Gallorum subito fuerunt prostratri et in foveam conversi cum magna eorum strage et econverso Burgundi equestres maior pars. Praefatus princeps et capitanei multique elegantissimi viri ex Burgundis et Germanis in bello medio rupti fuissent, si praedicti currus non fuissent eis in oppositum ducti. Ipsi quoque in curribus stare voluerunt et ad bella progredi (fol. 34 a) satagere nolebant, nisi princeps summopere admonuisset [sed], c u m m a x i m o p e r i c u l o p e r s o n a e s u a e e t p l u s q u a m s c r i b e r e m i h i d e c e t, ne inimicis honor detur, fuitque praedictum bellum laethale restauratum de novo usque ad crepusculum noctis et tamen incaeperat modicum post meridiem."

82. Pfintzing: „Ist ein anzaigung einer geschicht durch den Tewrn Held Tewrdanck in einem Schlagen ergangen wie weitter vnd klerlicher im Blanckh künig angezaigt wirdt". Der Weisskönig hält dieses Versprechen nicht. Cod. 2889 erzählt das Abenteuer fol. 12 a—13 a. Im Codex fängt Max beide Ritter, sie geloben sich, an Ehrenreichs Hof zu stellen. Von einem Treffen, zu dem Maxens tapfere That den Seinen

Anstoss giebt, ist im Cod. ebenfalls keine Rede. Sollte das Abenteuer in Zusammenhang stehen mit der Grossthat Maximilians, die er zu Lens in Artois 1478 vollbrachte? Vgl. Übers. d. Wonderlyke Oorloghen S. 154: „Le capitaine qui commandait la place fit une sortie pour repousser les assaillants. Un combat eut lieu, et il y périt bien six cents Français. Maximilien fit prisonnier le capitaine et le fit transporter au château de Lille . . .“ Vgl. auch ibid. S. 160. Fugger III, fol. 48 a nennt den Namen des Kommandanten, Herr v. Biriena. In der Clavis schliesst Fugger sich näher an den Druck an, erzählt aber merkwürdigerweise wie der Codex, dass Max beide Ritter gefangen genommen habe, vgl. dagegen Druck Vers 39. Auch er giebt Artois als Schauplatz an.

83. „Bedewt ein handlunng im streit beschehen nach auszweysung des Blanckh künigs“ sagt Pfintzings wenig tröstliche Auskunft. 2 Abenteuer sind hier in ein Kapitel zusammengefasst. Der erste Teil Vers 1—63 erzählt den Kampf Maxens mit einem Kürriser, den er fällt; der Rest 66 ff. wie Max von mehreren Kürrisern überfallen wird, sich ihrer indes erwehrt. Fugger verlegt den Kampf in den Hennegau. (f. 294 b IV.) Einen ähnlichen Vorgang berichtet er indes von der Schlacht bei Tortenau 1496 (III, fol. 389), „vnd ist das vnglickh dem könig In disem Gethümel so genaw auf den halss khomen, das wo der Bastart von Borbon nit gewesen, der König endtlich erschlagen oder gefangen wer worden, dann alss Er allein selband gewesen, Ist er von sechs kirisser vmbgeben worden, da hat Ine diser bastart von Borbon beschützt, bis Ime die andern Zue hilff khommen seind“.

Der Holzschnitt hat die letztere Episode festgehalten: zwei Kürriser bekämpfen Max. Vers 81, 82 scheint nahezulegen, dass Maxens Ritter sich nicht übermässig beeilten, ihm zu Hilfe zu kommen:

„Ich wolt Eüch geleich zůhilff sein
Komen mit den hofflewten mein, ...“;

Vers 65 ff.: . . . etlich ander Kürriser, 67
. . . .
. . . wolten In haben geschlagen
Wider Ir aller zůsagen.“ 70

hat die Einkleidung des ersten Teils — verabredeter Einzelkampf — festgehalten, während Pfintzing den Vorfall in eine Schlacht verlegt. Der Weisskunig, auf den er sich bezieht, versagt.

84. 2889: fol. 16b—18b. Pfintzing: „Bedewt ein geferlichen schuss der auf den Tewern Heldt Tewrdanck in Geldern gangen ist". Fugger verlegt das Ereignis nach Venlo, IV. fol. 294b. Im Codex spielt ein Büchsenmeister eine grosse Rolle; im Druck wird er nicht einmal erwähnt. Die Verwundung des Pferdes Maxens fehlt ebenfalls in der Handschrift. Die Belagerung von Venlo fällt in das Jahr 1481.

85. Pfintzing: „Ist ein geschicht vnd handlung durch den Tewrn Held in einer schlacht begangen als im Blannck künig anngezaigt wirdt". Cod. 2889: fol. 18b—20b. Zwischen den beiden Fassungen bestehen nicht unwesentliche Unterschiede. In der Handschrift trifft der Gegner nicht Teuerdanks Ross sondern seinen Helm; der Gegner wird nicht wie im Druck durch den Stich ins Gesäss getötet, sondern nur samt seinem Ross zu Boden gestreckt. Er muss geloben, sich an Ehrenreichs Hof zu stellen. Fugger verlegt den Zweikampf nach Luxemburg. Da der Vorfall jedoch, wie Pfintzing bezeugt, in einer Schlacht stattgefunden hat, die Einkleidung (Herold, Herausforderung u. s. w.) somit freie Erfindung ist, mag er sich vielleicht auf die Schlacht von Guinegate (Thérouanne) beziehen[1]). Der Weisskunig erzählt von ihr u. a.: „In solichem streit fieng der jung weiss kunig ainen namhaftigen edlman, dem er im streit sein leben fristet..." S. 156, Zeile 5 ff. bei Schultz; vgl. auch S. 466 ebenda. Molinet 2, S. 212 sagt darüber: „Et dict-on que le duc d'Austrice chargea dessus un homme d'armes, sur lequel il brisa sa lance en trois pièces, et abbatit ung franc archier d'ung baston qu'il avoit en sa main; et depuis print un prisonnier, nommé Alexandre, de la nation de Bretagne, lequel lui donna sa foi". Die Schlacht fand statt am 7. August 1479, vgl. Molinet, Bd. 2, S. 202.

Zu 86 bemerkt Pfintzing: „Bedewt ein verretterey so wider den khûn Held Tewrdăck in Flandern gebraucht

[1]) Vgl. Abenteuer 81.

worden ist, da man In in dem peth ermorden hat wellen vnnd Er sich durch schicklichait erret hat". Vgl. Codex 2889: fol. 33 a—34 b. Im Codex geht 87 des Drucks 86 desselben voraus und schliesst an dasselbe an. Der Codex nennt eine bestimmte Zahl von Mördern: drei; fol. 33 b:

„Der neidenhardt vor westellet het
Drey morder mit barem geldt"

der Druck spricht von Etlichen. Fuggers genaue Angabe des Ortes wegen mag seine Darstellung hier folgen (IV, fol. 295 a): „Wie der werdt Höldt Maximilianus, Inn dem Landt zue Flanderen was, vnnd die flemming seiner Mt. allerleyweeg nach dem Leben stelleten, da hat sich begeben, das Er Inn ainem fleckhen Sothegern genant, sein Nachtherberg genommen, vnnd daselben vber Nacht beleiben wöllen. Nun het der Loblich fürst die gewonheit, das Er alle Nacht die Thür Innwendigs vast wol verriglet vnnd vermachet, vnnd dieweil die Guarden vnnden vmb das hauss sich gelegert, da haben sich etliche flemmische verwegene Bueben zuesamen gethon, vnnd den werden fürsten vberfallen, daruon füeren, oder gar erwürgen wöllen, alss nun die an die Thür der Cammer khommen, vnnd die Thür vermachet gefunden, haben sie sich vnnderstanden die Thür zue gewinnen, welliches der Waydlich höldt erhöret, vnnd sich mit seinem schwerdt Zue der Thür verfüeget, vnnd den Mördern Zuegesprochen, was sie da machen wöllen, Alss die dess Mannlichen fürsten stimm gehört, haben sie sich auss forcht Eylendts dauon gemacht besorgende die Guarden wurden es hören . . ." Dieses Sothegern Fuggers ist wohl Sottegem in Ostflandern [Belgien, Arr. Alost], ostnordöstlich von Oudenaarde. — Übrigens berichtet Unrest S. 765 ganz ähnliche Dinge von der Gefangenschaft zu Brügge: „Die von Gennt lieffn dem romischn kunig bey der Nacht mit gespanntn Pogen fur seyn Herberg in dem Haws vnndtn und obn, und triebn vil Vbermuets". (Eine Anzahl Genter — die Stadt war Max noch grimmiger Feind als Brügge — waren in die Stadt eingelassen worden, vgl. Molinet Bd. 3, S. 216 ff.)

87. Das Kapitel wird in der Handschrift 2889, fol. 30 b—33 a erzählt. Die Fassung der Handschrift hat im Druck eine

nicht unwesentliche Umgestaltung erfahren. Im Codex nimmt Teuerdank die Knechte gefangen; Neidelhart begiebt sich zu ihnen und redet ihnen eine lange und sehr unwahrscheinliche Ausrede ein; sie bringen diese vor und werden von Neidelhart entlassen. Pfintzings Erklärung sowohl wie die Überschrift im Druck (der Zettel der Handschrift, der die Überschrift enthielt, ist verloren) passen nicht recht zu dem Text. Pfintzing giebt an: „Ist ein grosse geferlichait so dem Edlen Tewerdannck bey Vtrich begegnet ist, dariñ Er in sorgen was gefangen oder erschlagen zůwerden daruon Im doch got vnd sein geschicklichait erlediget". Die Überschrift des Kapitels spricht von einer „Romor" in der der hochberühmte Held von etlichen Knechten mit gezogenen Wehren angegriffen wurde. Von einer nächtlichen „Romor", die freilich nicht auf der Wacht verübt wurde, erzählt die Handschrift 2832, vgl. Schultz S. 477 und 478. Max zieht nächtlicherweile mit seinem Heere an Alst vorüber; aus der Stadt wird auf die Seinen geschossen, einige werden verwundet. Als er vorüber war und sein Lager aufgeschlagen hatte, „Do warn under in selb ainr auss dem andern das gespot (fol. 110^{b}) zu treiben, das sy sich so ungeschickt am durchzug haten gehalten, und nemlich die von den schiesen sich duckt und nyder gefaln warn, und hineben dar fang ain grose romor an und auf dem (S. 478) platz vor des w. k. hutten (?) und schosen ser an ainander mit den hantpuxen; also do sich der w. k. verwapnet, warn etlich der seinen in der rat hueten wunt und erschosen. Indem kam der w. k. und trayb die romorer zuruck und gepot in frid bey dem swert, damit sy im gehorsam waren . . ." Vgl. auch die Fassung der Autobiographie, Schultz S. 440.$_{18}$ ff.: „Altero quievit princeps cum toto exercitu, ut interprisiam istam conducere posset; tunc ascendit inter armigeros in meridie (fol. 63a) talis rumor scilicet in architenetos et pixidarios pedestres, qui ita unus alterum laetaliter percusserunt et principaliter prope tentoria principis, in quibus vulnerati et mortui fuerunt, antequam princeps equum ascendere posset eos pacificando. Interim in magno periculo personae suae fuit ex parte sagittae, et non tantum necessum fuit principi defendere manus, quas unus contra alium conseruerant, nam medietatem campi ab una parte ad aliam miscere volebat".

Eine genauer entsprechende Parallele enthält der Weisskunig nicht. Woran Pfintzing in der Clavis denkt, wird uns sofort klar, wenn wir die Schilderung der Einnahme von Utrecht im W. K. lesen. Nach der Ergebung Utrechts (Sept. 1483; vgl. Schultz S. 469) zogen Geldrer und Vlaamen unter Maxens freiem Geleit ab; seine Kriegsknechte gerieten mit den Abziehenden in Streit, W. K. S. 165.10 ff.: „Als aber der jung weyss kunig sölichs vernam, eylet er allain zu ross hinaus zu der plaben und graben geselschaft und trostet sy und hiess sy still halten ...... er wolt sy reten; aber die parthei von seiner weisen geselschaft eylten so ser auf sy, das der jung weiss kunig under sy mueset sprengen und traib sy mit dem swert zu (fol. 277 b) ruck, sonst weren die treffen angangen. Also pracht sy der jung weiss kunig von ainander, und dieselb weiss geselschaft zoch in ainem verdriess zuruck und liessen irn herren, den jungen weissen kunig, under den veindn an alles gelait allain". Codex 2834, fol. 9 a, Schultz S. 468, 469: „[das der weyss kunig] und muesset allain myten durch sein veint in die graben ruken und muesset hinder im lassen pey .j.^{m} pherd gerust, die er pey im haet, und wiewol er [gern] dieselben pherd [auch hiet] auch gern myt im hiet gehabt, so wolten doch dy graben inen nicht getrauen und warn also erschroken und nicht unpillich, das sy sich wolten yn die flucht geben haben, wan sy dan geflohen [waeren], so waeren sy alle von den bemelten .IIJ^{m}. erslagen worden, dan dyselben [fer] mainten nicht, das der weyss kunig [her haer] sy pelaytet [so verr] [andere Hand: mit seinem heer so ferr].

Er muesset auch myt im nemen den die graben lieb haeten und kanten, den grossen partman (Wilhelm von Arenberg) [der] ....; also kam er hindurch myten durch sy myt grosser not und half im der gross partman, anders waer er doch durch er und trew waegen von inen erslagen worden. Nachdem er sein .j.^{m} pherd [etbas] hinder im verliess und dy halten peliben durch sein gepot, damyt.... aber sy sbankten zbier und wolten den weyssen kunig erslagen [haben] oder erschossen haben, dan es waren der merer tayl puxenschuczen [da sy sachen] auss ainem verzbeyflten gemuet und wolten darmyt geflohen sein ....“[1])

Das Abenteuer 88 fehlt im Codex 2889. Pfintzings Erklärung ist sehr unbefriedigend: „Ist ein anzaigen was der Edel Held Tewrdanck mit allerlay geschütz vmbbracht hat“. Fugger verlegt das Ereignis nach Flandern. Der Weisskunig bietet keine Parallele. Wegen Maxens Sicherheit im Geschützschiessen vgl. vor allem Pirkheimer bell. Helvet. S. 90[2]): „Maxime vero pyxides maiores... Caesari placuere.... ad iaculandi certamen inuitaui. At ille nihil moratus, confestim ex equo descendit, et maiori inter reliquas pyxide ad scopum directa, iactus certitudine omnes tormentorum superauit magistros: quam ob rem non paruo gaudio perfundi est visus[3])“.

Bei 89 lässt uns die Clavis wieder im Stich: „Bedeut die geschicht begangñ in eim streyt wie im Blanck künig stet“. Aber auch dieser versagt. Codex 2889 kennt das Abenteuer nicht. Fugger verlegt es nach Luxemburg.

90. Pfintzing bemerkt zu diesem Kapitel: „Bedewt das Tewrdannckh ein grosse anzall personen im Landt zů Flandern mit seiner person in einem überfallen gefangen hat“. Die Überschrift des Kapitels im Druck — der Codex 2889 kennt die Episode nicht — „Wie der Adenlich Held Tewrdannckh durch sein besonnene geschicklicheit hundert vnnd etlich Man selb vierzehend fieng, so In Erlegt solten haben“ sowie die Verlegung nach Flandern legen nahe, dass wir es mit Maxens erfolgreichem Anschlag auf Dendermonde zu thun

---

[1]) Vgl. auch Basin, Hist. d. Règnes de Charles VII et de Louis XI, hrg. von J. Quicherat, Bd. III, S. 158, 159. Basin hielt sich zu jener Zeit in der belagerten Stadt auf. Er weiss von Anschlägen auf Max' Leben zu berichten, vgl. S. 158: „Quibus cum a civibus et rutheris, qui intro erant, resistentia objecta fuisset, et res huiuscemodi temere attentata ad ducis notitiam perlata, ad prohibendum insultum ipse statim accurit jussitque milites ab incepto cessare atque discedere. Unum quoque aut duos manu propria peremisse ferebatur, et totidem patibulo affigi fecisse“.

[2]) S. 90 d. opera Pyrkh. ed. Goldast.

[3]) Vgl. auch W. K. S. 440, Zeile 9 ff.

haben. Auch die Begleiter Maxens — Reiter — passen zu dieser Waffenthat, wenn auch freilich die Einkleidung (Wald, offene Gegend im Druck, Stadt im W. K.) dagegen sprechen. Die Schlacht, in der später Max die Feinde schlug (Vers 162 ff.), könnte die Schlappe der Genter, Pfingsten 1484 sein. Die Erstürmung Dendermondes fand im November des vorigen Jahres statt, vgl. die Histoire des Païs-Bas, S. 704, 705 des corpus chronicorum Flandriae, III. Der Weisskunig erzählt diese Episode S. 223, Zeile 11—25 (Schultz) unter der Überschrift: „Wie der jung weyss kunig der abgefallen prawnen geselschaft ain stat abgewan".

„Darnach zoch der jung weiss kunig zuruck und understund sich, die vorgemelt abgefallen prawn geselschaft zu strafen, und machet ainen anschlag, das er ain stat, die der slusl zu demselben land was, mit einem geraissigen zeug und mit fuessvolk überfallen wolt. Also het er zwen kundschafter, die bey der nacht ine und sein kriegsfolk durchbringen solten durch ainen krumpen weg bis an die porten; der kundschafter, der den jungen weisen kunig fueret, der was gerecht und pracht ine bis an die porten; also understund sich der weiss kunig, mit den geraissigen in die stat zu rennen und die zu (fol. 366 b) geweltigen. Aber die von der stat und das dienstvolk, das in derselben stat was, kamen furderlichen zu irer wör und werten sich vast; aber sy wurden zustundan zertrennt und der weiss kunig kam nun mit zwainzig pferden an anderthalbhundert man der veind und pracht dieselben alle mit ainer hubschn abentheur in venknus: also erobert der jung weiss kunig dieselb stat. Indem kamen auch seine fuesknecht, davon besetzet er die stat, und zoch mit dem anderm seinem volk an ain wasser, daran er ain schöne stat het und schiffung zum urfar in das land der prawnen geselschaft." W. K. S. 489 (Cod. 2832, fol. 195 b) Randbemerkung: „Ist Termund und ist for gesch(riben)". Vgl. auch Autobiographie, Schultz S. 438, Zeile 53 ff.; 439, Zeile 1 ff. Molinet, Bd. 2, S. 410 ff. Dendermonde liegt am Zusammenfluss von Dender und Schelde. (Belgien, Arrondissement des gleichen Namens.)

91. Die Fassung dieses Kapitels im Druck weicht von der der Handschrift 2889 nicht unerheblich ab (fol. 28 a—30 a). Im Druck bleibt der Anschlag erfolglos, die Stadt wird erst später auf andere Weise erobert; im Codex ist sie bereits eingenommen, das Attentat auf den Helden ereignet sich erst beim feierlichen Einritt desselben. Die Bürger sind in 2889 durchaus loyal, nur ein von Neidelhart gedungener Knecht wirft gegen Abend brennendes Pech und Steine nach dem Einziehenden. Pfintzing: „Bedeut den Sturm in Hungern da der Sturm durch feur wergk schir verlorn war vnd Tewrdanck behielt denselben durch sein schicklichait vnd behertzenhait". Fugger bringt das Abenteuer in Beziehung zu dem Sturm auf Weissenburg (am 17. November 1490), wie mich dünkt, mit Unrecht. Die Erstürmung dieser Stadt wird von allen Quellen als ein gegen Erwarten rascher und erfolgreicher Anschlag geschildert. Vgl. die Darstellung Ulmanns, I, 102 ff. Der kurze Bericht des Weisskunigs (S. 275.14 ff., 508, 509) erzählt nichts von einer Gefährdung der Person Maxens, ebensowenig Molinet, der Bd. 4, S. 109 ff. die Einnahme Stuhlweissenburgs erzählt.

92. Pfintzing: „Ist ein anzaigunng einer handlung durch den Held in einer schlacht beschehen nach auszweisunng des Blannckh künigs". Leider versagt der Letztere auch in diesem Falle. Es scheint sich um einen Ritter zu handeln, der früher in Maxens Dienst, sich später dessen Feinden zugewandt hatte. Vgl. Vers 12 ff.:

. . . „wider Ewr pflicht
Ist das nit, Ir seyt doch sein veindt,
Als von Eüch mit der tat erscheindt . . ."

Vers 34 ff.: „Der Ritter vor dem Held veindt was,
Darumb Er Im solchs tet zusagen . . ."

Cod. 2889 kennt das Abenteuer nicht.

93. Mit Pfintzings Erklärung: „Bedeutten all scharmützel vnnd klein schlahen durch den Manlichen Held Tewrdanck in manichen Lannden geůbt auch die so Er mit aigner hand selbs volbracht hat wie im Blanck Künig weitter stet", ist nichts anzufangen. Die Darstellung in 2889 (fol. 22 b—25 b) weicht von der des Drucks insofern ab, als der Druck von

Knechten, die von Neidelhart bestochen, Max in der Schlacht schmählich verlassen, nichts weiss. Das Abenteuer ist vielleicht identisch mit einem Anschlag auf Gent, den Max im Frühjahr 1485 unternahm; damals verirrte sich ein Haufe seiner Knechte und kam zu spät auf dem Schlachtfeld an, was Max an der gänzlichen Vernichtung seiner Feinde hinderte. Vgl. W.-K. S. 478 (Schultz, Cod. 2834, fol. 110 b ff.): „... der w. k. .... zoch die ganz macht in maynung, das er ain vorstat uberfaln wolt haben, an aine grose stat, die ursach des kriegs warn mit der praunen und plaben geselschaft, und verordnet drey klain haufen und zwen grose haufen zusam in ain halt sta, den ain zu ross den andern zu fues, sunst von den dreyen haufen auch den ainen zu ross und neben im aber ain haufen zu fuess, darunder der halb tail schutzen warn und mit helpraten, (fol. 111 b) und den dicken spiess mit langen lanzen zum trucken auf das jar[1]), und die obbemelten drey haufen verporg er under die hecken und zaun gar an der forstat. Vgl. die Handschrift, fol. 23 a, b:

„Das ir mit etlichen zu fuess
Hinder die zeyn verschliegen zwar
Am negsten bey der stat beym thar
... (fol. 23 a)

Der helt zoch mit Inen fur die stat
Sein geselschafft er auch bey Im hat
Hinder die gräben an die Zein
verbarg sich teurdannck hinein
..." (fol. 23 b)

„Also rait der w. k. mit zwayhundert knechten hinein, alspalt die sunn aufgieng, und lies den ersten schranken aufraisen und etlich hauser darynen verprenen und das fich hinausstreiben. Also schluegen die von der stat die gros glocken und liefen al zum turn, und do sy nit mer dan die zwayhundert sachen, understunden sy sich zu schlachen, also taten sy die schranken al auf (fol. 112 a) tun und liesen bey tausenten hinausslaufen auf die .Ij^c. und mit den ubrigen bestelten sy den hinderschranken. Also fodert der w. k.

[1]) Wohl „tar" zu lesen.

die .iij. haufen an zu treffen im rauch, nemlich den erstem haufen mit den schutzen, den andern mit den spiesen und die raisigen auf der seiten; aber derselb haubtman uber die raisigen war zu hitzig und kam mit seinen raisigen zwischen die zwen haufen und plenet den letzten haufen mit denen lanzen mit dem spaub, das sy der feint nit sechen kunten. Es war auch ain groser rauch; also verirten sich dieselben mit dem trefen und kamen an die zein, daran sy stil standen, (fol. 112 b) und schicken ir losswart auss, wo die veint wern und sy ain weg mochten haben, mit in zu trefen; aber der w. k. traf mit den zwayen haufen und schlueg sy an payden schranken in die fluecht (vgl. Druck Vers 40 ff.) zum tor hinein, aber do er die fuessknecht mit den langen lanzen nit het, mocht er den durchtruck durch das tor nit gehabn; indem lies der wachter auf der porten den schuessgater faln und kamen etlich auf die porten und laufen die von der w. geselschaft zuruck und zochen die porten auf, doch playben wol der fiert tail von der plaben geselschaft (fol. 113 a), die erschlagen warn, und in den graben plaiben und wund warn und gar wenig gefangen ....." Vgl. Molinet, Bd. 2, S. 430 ff.: „L'emprinse que firent monseigneur d'Austrice et ses nobles devant la ville de Gand".

Einen verhältnismässig genauen Bericht giebt Pfintzing zu Abenteuer 94: „Ein geferlichait dem Manlichen Held Tewrdannckh in einer schantz im Landt von Vtrich begegent". Die Schilderung passt sehr gut zur Belagerung von Utrecht. Vgl. W. K. S. 163.21 ff.: „slueg sich darauf mit allem seinem volk fur dieselb grosmechtig stat mitsambt allem seinem hauptgeschutz, das gar treffenlichen was, und liess vor der stat ser schanzen und das haubtgeschutz zustundan legen ...." Auch der Hinweis auf den trotzigen, zur Meuterei geneigten Sinn der Landsknechte, — vgl. Teuerdank, Vers 20 ff. mit Seite 165.20 ff. des W. K. — entspricht durchaus. Vgl. W. K. S. 165, sowie Schultz S. 468, 469; Autobiogr. S. 436, 437. (Sommer 1483.)

Ebenfalls eine Episode aus der Belagerung von Utrecht scheinen mir die Blätter 26 a—27 b des Codex 2889 zu schildern. Der Druck hat dieses Abenteuer nicht aufgenommen; Laschitzer hat es Seite 55—58 seiner Einleitung abgedruckt. Neidelhart fordert Teuerdank auf, mit ihm eine Stadt zu berennen, mit Hilfe des zahlreichen Geschützes, das er versammelt habe, werde es ihnen wohl gelingen, sie einzunehmen. Teuerdank ist mit Freuden dazu bereit; seine Geschütze setzen den Mauern so zu, dass sie teilweise in Trümmer gelegt sind und der Sturm beginnen kann, vgl. die Besprechung des Kapitels 94 und die daselbst abgedruckte Stelle des W. K. (Schultz S. 163. 21 ff.) 2889, fol. 26a:

„Er legert das geschutz mit fleyss
Vnd schussen in dy stat so seer
Triben dy veindt von Irer wer
Ein polberg er halber niderschos
. . . .“

Der erste Sturm scheiterte; Max versucht zum zweitenmal sein Heil: „Er feyret auch gegen der stat nit mit dem andern sturm und sturmet der stat ainen zawn und den gefuerderten graben ab; aber die in der stat wolten denselben sturm nit leiden“. (W. K. S. 165. 1 ff.) Die Bürger beginnen zu unterhandeln:

2889, fol. 27a. „Der veindt in der stat
Begert das der edl heldt
Ain sprach mit In halten welt
Der heldt wewilliget sich
Sy kamen all ainhelligklich
Zu der porten auser gan
Gegen dem helden auff den plan
Mit irm harnasch vnd gewer
. . . . . .
Do sy schier khomen zu dem mann
Vnd tratten fur den helden hie
Do viellen sy nider auff khnie
Vnd liessen fallen all ir wer
Vnd ergaben sich in gnad seins her . . .“

Vgl. W. K. S. 165. 4 ff.:

„. . . da rueften sy umb gnad, die inen der jung weiss kunig auf dieselb zeit nit geben wolt; doch zu letst, durch sonderliche grosse bette, rit der jung weiss kunig uber die nidergeschossen mauren zu inen in die stat und nam sie in sein gnad“.

Molinet II, S. 388; Basin III, S. 157 ff.; vgl. namentlich S. 157, S. 161.

Autobiographie S. 436, 437. 437.22 ff.:

„Attamen cum hora pervenisset, princeps convocavit omnes suos militares, ut insultum facerent (fol. 47 b) possetque eos invadere. Videntes Traiectenses periculum vitae et bonorum gratiam principis requisiverunt et se manibus suis dederunt, quos princeps acceptavit; voluit tamen intrare equester cum comitiva per moenia."

Kapitel 95 und 96 (2889, fol. 36, 37, 38) spielen in Brügge, zu Beginn des Jahres 1488. Sie schildern die schlimmste Lage, in der Max sich je befand, die grösste Demütigung, die ihm je widerfuhr: seine Gefangenschaft in jener meuterischen Stadt. Die Darstellung des Abenteuers 95 folgt anfangs im grossen und ganzen den Thatsachen. Brügge hatte ihn geladen, „unter der Zusicherung" „im Fall seines Kommens auf ihre Kosten die Grenzen gegen Frankreich bestellen zu wollen[1])".

95.10 ff.: „Neydelhart gedacht her vnnd dar,
Wie Er solch sach mocht ankheren,
Das sichs der Held nit moecht erweren.
Zůletzt gedacht Er an ein stat,
Die wurden darinn volgen seim Rat,
Dann Er khenndt des volckes wandel
. . ."

Vers 41 ff.: „Allein ein gar mechtige Stat
Weys Ich, die Ewr khein kundtschafft hat,
Vnnd doch von hertzen Ewr begert.
Ist nun sach, das Ir Sy gewert,
. . . .
Sy werden Eüch erzeigen eer,
. . .
Darumb wañ Sy han ein klein parthey
Vnnder In, dieselb richt Ir frey."

Neidelhart spielt hier die Rolle Karls VIII., vgl. W. K. S. 257, Zeile 1 ff.:

„Wie der plab kunig ain verräterey zurichtet, dardurch der weyss kunig gefangen ward.

---

1) Ulmann I, S. 19 ff. und Anmerkung 1.

Als der jung weiss kunig gegen seinen veinden allenthalben den sig behielt, das verdross den plaben kunig und gewann und erkaufet abermals mit seinem grossen gelt ainen mechtigen hauptman, den maisten, den der jung weiss kunig bey ime het, und versprach ime darzu in sonderhait vil mer gelt, auch purg, sloss und land; derselb hauptman solle auch ewiglichn haben und regiren des jungen weisen kunigs land und leut."

Max wird der Vorwurf gemacht, dass sein Sinn nach Krieg und Zwietracht stehe, Vers 70 ff., eine Beschuldigung, die zu widerlegen auch der Weisskunig sich bemüht, S. 176. 2 ff. (vgl. S. 85 der Abhandlung): „namen fur ain ursach: er verzeret sein und ir guet mit kriegen und spilen, und seine räte und hauptleut weren dieb. Das was alles die unwarheit, dann er het alle seine tag nye tausend guldein verspilt; es waren auch seine räte und hauptleut frum und erber, (fol. 289 a) er het sonst so grosse kriege nit mugen furn. Und die krieg, die er auf diese(l)b zeit gefuert hat, die hat er aus not thuen muessen, dann ime durch verhengnus gottes, die pöss welt zu strafen, söliche widerwärtigkayt auch durch der seltzamen welt verachtung beschechen und zuegefuegt worden ist".

Teuerdank, Vers 89 ff. des Kap. 95:

„ . . . . . der haubtman, so ist khumen
Mit mir her, bringt Eüch kein frumen,
Dann all sein Synn, gedannck vnnd mů̊t
Steen nach krieg, zwitracht, gelt vnd gů̊t."

Vers 107 ff. hetzt Neidelhart nochmals:

„Gelaubt mir, dann Ich khen den Man,
Er wirdt von seim kriegen nit lan . . :"

Bedeutsam ist auch der Hinweis auf die Unzufriedenheit der Vlaamen mit der Art der Verwendung der Steuern durch Max[1]):

Vers 101 ff.: „Schatzmeister macht Er nach seim syn,
Fůrte alles Ewr gelt von hin."

Vgl. Molinet Bd. 3, S. 199: „ . . . . et d'aultre part les Flamens voyans les pays foullés par faulte de justice, laquelle ils

[1]) Vgl. Ulmann I, S. 16.

désiroient sommièrement estre entretenue, voloient aussi que le roy se fesist quicte des Allemans, lesquels ils voyoient ennuis, et avoient grand regret à la paix faicte de l'an quatre-vingt-deux; et leur sembloit bien que l'infraction d'icelle leur estoit dhommaigeable, et que, par la nutrition de la guerre, innumérables deniers, quasi par millions, s'estoient levés en Flandres, desquels ils vouloient avoir le compte, pensans que tous n'estoient venus à la congnoissance du roy; mais aulcuns gouverneurs, comme ils disoient, les attribuoient à leur profit singulier ...."

Durchaus entstellt sind jedoch die wirklichen Vorgänge von Vers 170 an. Die zuversichtliche, unerschrockene Haltung, die Max dort wahrt, vgl. Vers 221 ff.:

„Nicht lanng darnach der Held erfur,
Das Im selb geschoss gelegt warn,
Gedacht Im: Ich will mich bewarn
Vnnd destpas han ein aufsehen,
Das mir daruon nichts moeg geschehen,
Vnnd zoch also mit rw daruon,
Khein mensch der dorft In greyffen an."

ist ebenso unhistorisch wie die Darstellung, Max hätte sich aus weiser Vorsicht freiwillig zurückgezogen. Max war damals in der That sehr übel zu Mute, als er sich gefangen, seine Getreuen fortgeführt und z. t. gemartert sehen musste. Da ist die kurze Erzählung des Weisskunigs viel offener, S. 257 Schultz, Zeile 12: „.... giengen zu rat under ainander und vermainten, sy kunten solichs nit thun, sy prächten den zuvor den jungen weisen kunig umb sein leben"; (Zeile 16 ff.): „Und auf ain zeit prachten sy ine mit grosser listigkait, verraterey, (fol. 411 a) suessen worten und lugen in ain stat nach irem gefallen und uberfielen den jungen weissen kunig ungewarneter ding in seinem haws und prachten ine und die treffenlichisten von seinen hauptleuten und räten in gefenknus, der maynung, das sy den jungen weissen kunig, auch seine hauptleut und räte getöt wolten haben".

Die Erzählung von dem Mordanschlag scheint in der That nicht übertrieben zu sein, wenn auch vielleicht Pfintzings Angabe, man habe Max dreimal erschiessen wollen, zu weit geht. Die Histoire des Païs-Bas berichtet S. 722: .... „en tant que souvent voulenté prennoit aux mauvais garchons de faire envahie sur son logis, mesmes en y eust ung entre les autres qui après boire emprint de tuer le Roy, et à ceste fin se trouva, ung arbalestre bendé et le vireton dessus, devant son logis, pour le tuer par une fenestre où il avoit acoustumé de soy mectre après son disner, mais, ainsi que Dieu voulut et qui préserve les innocens, il n'y estoit point pour ceste heure ....“

Gerhard de Roo (S. 373) hat das Selbstgeschoss zu einem Schützen gemacht: „Maximilianus verò, in summo metu agebat, quem augebat loci solitudo, et depraehensus in aduersa fenestra cum arcu quidam“.

Vgl. auch Fugger III, fol. 203 und die entsprechende Nachricht des Abts Trithemius, Annales Hirsaugienses Tom. II, S. 530 (sub ao. 1488): „Renitentem postulatis Regem diutius furiosi detinuere captivum, venenato consilio Venetorum, prope in ejus necem parati, sic more suo scribentium: Homo mortuus non facit guerram“.

96. Mehr noch als offene Gewaltthätigkeit von seiten seiner Peiniger fürchtete Max Gift. Vgl. Ulmann I, S. 20 u. Anm. 2: „S. den Zettel aus dem Gefängniss an den Erzbischof von Köln bei Kraus, Prüschenk 63[1]).“ Der Weisskunig spielt auf diese Dinge S. 68, Zeile 28 ff. an: „Es haben sich auch oftmalen etlich frembd nacion understanden, ime vergeben zu lassen, das sy aber nye bekumen haben mugen aus seiner erkennung und verhuetung der vergebung“. Fugger (III, fol. 47 b) weiss von einem antwerpener Giftanschlag auf Max und seine Gemahlin zu berichten. (1478.)

Pfintzing: „Bedeut das vergeben mit gifft Im in Flandern zůgericht, daruor Er doch gewarnt worden ist“.

Vgl. auch Fuggers Erzählung von dem Mönch zu Konstanz, IV, fol. 83.

Ritterspiele.

Das letzte Hindernis, das zuguterletzt des edelen Teuerdanks hohes Ziel, die Vermählung mit Ehrenreich, noch

[1]) v. Kraus, Maximilians Briefwechsel mit Prüschenk.

hinausschiebt, ist die Herausforderung durch die sechs Ritter, die ihm auf Neidelharts Veranlassung nach dem Leben stellen. Cod. 2889 kennt nur drei Ritter, Jetzundt, Heldtlass und Tarfan. In der Handschrift rächen diese den Tod ihres Freundes Neidelhart, vgl. Allegorie, S. 65. Die Namen sind im gedruckten Teuerdank unterdrückt. Das Turnier mit Jetzundt hat im Druck kein Analogon; die Kämpfe mit Heldtlass und Tarfan haben in beiden Fassungen ihren Schauplatz am Hofe der Königin; die übrigen des Drucks sind aus dem Anfang der Handschrift 2889 an Ehrenreichs Hof versetzt. Die Clavis versagt für alle sechs Abenteuer: „Durch dise acht figurn werden verstanden alle Ritterspil in schimpff vnd ernst so der Tewrlich Heldt Tewrdannck vor hübschen Frawen vnnd Junckfrawen in Osterreich, Braband vnd der Fürstlichen Graffschafft Tyrol volbracht hat [die dem gemeld gleich beschehen sein*]. ([* = aufgeklebt in A, vgl. Haltaus S. 192 Anm.) 2889, fol. 43, 44 erzählt, wie der Erste der drei falschen Gesellen, Jetzundt, in Gegenwart des Frauenzimmers sich mit Teuerdank misst; einmal geworfen, giebt er die Hoffnung nicht auf, aber das zweite mal geht es ihm noch schlimmer, Teuerdank trifft ihn so heftig ins Angesicht, dass er ohnmächtig vom Pferd fällt und von der Bahn getragen werden muss. Der Zettel, der die Überschrift der Episode enthielt, ist leider verloren. Dem Abenteuer des Codex ist mit 101 des Drucks weiter nichts gemeinsam, als dass es sich in beiden Fällen um ein scharfes Rennen handelt[1]). Im Druck wird der eigentliche Kampf in den wenigen Versen 27—32 ganz kurz abgethan; über den Erfolg erhalten wir überhaupt keine Auskunft. Wir erfahren nur, dass der Anprall so heftig war, dass männiglich, auch die Königin, Wunder nahm, dass keiner der beiden Tapferen Schaden genommen hatte. Der Holzschnitt stellt beide Gegner im Fallen begriffen dar.

Kapitel 102 des Drucks finden wir auf fol. 5a—6b der Handschrift wieder. Diese bringt zunächst eine lange Ein-

[1]) Über Turniere s. Leitners eingehende Abhandlung in der Einltg. zu s. Freidalausgabe.

leitung: Neidelhart veranlasst einen besonders starken Mann dazu, Teuerdank herauszufordern; dieser nimmt den Kampf an. Der hinterlistige Hauptmann sucht Teuerdank zu bereden, die Sache rückgängig zu machen, um ihn dann nachher als Feigling hinstellen zu können, vergeblich, denn der Held lässt sich nicht einschüchtern. Der Kampf selbst wird im Druck fast mit denselben Worten geschildert wie im Manuskript. Die Schilderung gehört zu den besten des Buches, sie erinnert in ihren Wiederholungen an das Spielmannsepos.

Noch übler als Jetzundt ergeht es dessen Genossen Heldtlass; 2889, fol. 45 b, 46 a und b.

„Ein stos er dem heltlas gab
Vnd sties im schier den ruckhen ab
Das er ein virtl Jars daran
Mocht weder reitten Noch gan
Heltlas traff den helden zwor
Do mitten durch die tarschan gar
Dye er vor Im furt
Im die hanndt ain wenig rurt . . . “

Am schlechtesten kommt indess der dritte Gesell, der Tarfan weg, 2889 (47 b, 48). Teuerdank hat sich wohl gerüstet, denn er weiss:

„Das im aus neid ward zue gesetzt
Der Tarfan het In gern geletzt.“

Wieder die stereotype Beschwerde, dass Max Feindseligkeit entgegengebracht wird. Die Art des Stechens, die die Überschrift des Drucks (103) welsches Gestech bezeichnet, ist im Codex als Stechen in deutschem Zeug charakterisiert. Vgl. darüber Freidal S. XXXVIII ff. Es kommt in den beiden geschilderten Fällen darauf an, möglichst viele Stangen zu zerbrechen. Vgl. über diese Dinge Freidal S. XXXIX. 2. Um Teuerdank zu verletzen, lässt sich sein Gegner grosse Hölzer geben; des Helden Wappenmeister thut das Gleiche. Teuerdank rennt und:

„. . . traff den tarfan an sein helm voran
Vnd sties dem tarffan do sein hals ab
Der Tarffan do sein geist auffgab.“

Der Druck hat diesen tragischen Ausgang gemildert; dort wird der Gegner blos mit seinem Pferde geworfen. Heltlass und Tarfans Abenteuer stimmen in ihren Hauptzügen auffallend zu einer Schilderung der lateinischen Autobiographie, fol. 31b und 32a, Schultz Seite 432, Zeile 23ff.: „Tunc recedens (von der Jagd) in plateam fortissime (fol. 32a) hastilusit per tres horas [tunc], ubi aliqualiter in manu lesus isto die [pro se] premium, quam tamen semper [habe] optinere solebat, non optinuit. Nam [es] etsiam equus suus bonus sibi wulneratus fuit. Dedit tamen uni ex suis talem ictum lancey, quod [demens] angonisans remissus fuit de platea et [tr] post aliquos dies finem extremum cepit. Tandem depositis armis se pompose in vestimentis larvatis se vestire faecit et [s] tandem coreis et societate instetit (?) per totam noctem usque ad altum crepusculum diey. — Pingere duos maximos istus (!) rumpentes unam lanceam passionatos". Diese Spiele fanden 1482 zu Nymwegen statt, wohin Max seine Gemahlin hatte kommen lassen. Lateinische Autobiographie S. 432.12 ff. (Schultz.)

Dem Kapitel 104 des gedruckten Teuerdank entspricht im Cod. 2889 der fol. 3a—4b geschilderte Kampf. Er stellt im Codex das erste Abenteuer bei Neidelhart dar. Eine lange Einleitung, die im gedruckten Teuerdank durch die Verschiebung überflüssig wurde, eröffnet ihn. (fol. 3a.)

„Hie kham der vntrew Nidenhart
vnd sagt dem theurdanckh auff der fart
wie das gewisse khundtschafft nuen wer
wie ires lanndts etlich anstossiger
Ein krieg do wolten heben an
wider der kunigin landt lobesan."

Diese Worte deuten wohl auf den französischen Krieg; seiner Stellung nach würde das Abenteuer dann in den frühen Aufenthalt in den Niederlanden fallen. Annähernd wörtlich sind in den Druck hinübergenommen: fol. 4a, 17—22; 4a 27, 28; 4b 1, 2. Der Codex kennt den Moment nicht, den der Druck als wichtig hervorhebt, und der vom Maler festgehalten worden ist: den Stoss ins Visier, den Max seinem Gegner versetzt. Stechen ins Visier ist ein von Max mit Vorliebe angewandter Kunstgriff; vergleiche die Holzschnitte 31, 107 des Freidal.

Kap. 105 hat keine Parallele in 2889. Es handelt sich um ein deutsches Stechen, in dem Maxens Gegner ohnmächtig in den Staub gestreckt wird, nachdem im ersten Lauf beide über die Rücken der Rosse gefallen sind. Das Turnier gehört sicher in die frühe niederländische Zeit. Vgl. Vers 7—10:

„Die (Ehrenreich) darumb was khomen daher,
Das Sy wolt die tewtschen stecher
Sehen, dann dieselbig monir
Was noch zůsehen verporgen Ir.“

Maria zu Ehren trägt Max die Öhrlein am Helm. — Der Holzschnitt stellt den Verlauf anders dar. Beide Gegner samt ihren Rossen wälzen sich dort auf der Erde.

Von dem Vater des jungen Ritters, der Max, wie 104 erzählt, erlag, hören wir in 106. Im Manuskript folgt die 106 des Drucks entsprechende Erzählung unmittelbar auf den Kampf mit dem Sohn, als fol. 4a—5a. Der alte Ritter ist hochberühmt im Ritterspiel und Waffenhandwerk; er will seinen Sohn rächen und fordert Max in der brüskesten Weise zum Kampf heraus. Der Kampf ist so besser motiviert als im Druck, wo der Alte Max von vornherein mit zum Kampf entboten hatte; er beschleunigt dort nur sein Zusammentreffen mit dem Helden. (Vgl. Vers 6 ff.) Indessen wird er von diesem mit blutigem Kopf heimgeschickt. — Pfintzing lässt uns leider über dieses interessante Abenteuer im Unklaren. Aber vielleicht vermag uns der Druck einigen Aufschluss darüber zu geben. Im Kap. 104 des gedruckten Teuerdank sagt Neidelhart voller Verzweiflung:

„. . . ey will dann nichte mer
Mir hillflich sein an disem Man?
Nit mer dann zwen Ritter Ich han,
Ob die auch vnnderligen werden,
So wais Ich, das hie auf erden
Ich mag Im leben bleyben hart.
Ich hoff auf den allein im part
Vnnd den, der morgen stechen sol,
Es werde noch geratten wol.“

Im Weisskunig wird Wilhelm von Arenberg der „grosse partmann" genannt. Schultz S. 469. Vgl. auch Histoire des Païs-Bas S. 699 und die Chronik Adrien de Buts[1]).

Sollte Max ihn im Auge haben? Freilich müsste man in diesem Falle nicht in Wilhelms Sohn, der noch in jugendlichem Alter stand, sondern in seinem Bruder Robert den jungen Ritter suchen, um dessen Niederlage willen Max herausgefordert wird.

Zurechtstutzungen der Abenteuer.

Vergleicht man die dem Cod. 3302 und dem Teuerdank gemeinsamen Erlebnisse — leider behandelt ja die Handschrift nur wenige ausführlich, immerhin aber gewährt das Gegebene hinreichendes Material zu einer Beurteilung — so werden gewisse prinzipielle Änderungen auffallen. Max konnte die einfachen Thatsachen nicht brauchen: die Geschichten mussten auf die Personifikationen zugeschnitten werden. So liegen denn die Modifikationen, die die Jagdstücklein sich gefallen lassen mussten, zunächst in der Art des Rahmens, in den sie gepresst wurden.

Es genügt nicht, dass Unfalo den teuerlichen Mann in eine gefährliche Situation führt; es wird oft erst durch Dienstleute, die der Verderbliche für sich zu gewinnen weiss, eine solche geschaffen. So wird auf der Gemsjagd der Steinfall ganz regelrecht durch Knechte, die in Unfalos Solde stehen, herbeigeführt. Bauern müssen Steine herabwälzen, Knechte die Hunde ablassen, wenn der grosse Waidmann sich unter ihnen in der Felswand befindet. Vgl. die Kapitel 37, 53, 55, 69. Lawinen werden in ganz ähnlicher Weise insceniert durch einen Jäger, der Schnee ballt und herabrieseln lässt. Vgl. Kap. 36. Die Bauern müssen auch sonst herhalten, so z. B. in 47, wo der Mann trotz guter Absicht durch seine Ungeschicklichkeit die Gefahr verschärft. Scheue Rosse spielen weiterhin eine Rolle; Unfalo, der ihre übelen Eigenschaften kennt, schenkt oder leiht sie Maximilian, der sie stets sehr bereitwillig annimmt. Die Schiffsleute, die den Helden führen,

[1]) Kervyn de Lettenhove, Chroniques relat. à l'histoire de la Belgique sous la domination des ducs de Bourgogne. I. Bruxelles 1870.

sind zum Mord gedungen; dass sie selbst auch bei Sturm oder Zusammenstoss Gefahr laufen, verschlägt nichts. Vgl. Kapitel 32, 65, 72. Diener oder Knechte, die aus Unbesonnenheit Explosionsgefahr heraufbeschwören, sind durch Unfalo dazu veranlasst. Vgl. Kapitel 58, 60. Gar zu oft freilich wird Unfalo auch für Sünden verantwortlich gemacht, die allein der Leichtfertigkeit Maxens zugeschrieben werden müssen. Bisweilen gesteht das die Clavis selbst ein. Vgl. Abenteuer 31, 44, Haltaus S. 188, 189.

Bedenklicher als diese durchsichtigen Motivierungen sind Zurechtstutzungen der einzelnen Vorgänge auf die Person des Helden. Er allein steht ganz ausschliesslich im Vordergrund, des Anteils Anderer wird nur ganz nebenbei oder überhaupt nicht gedacht. In der Handschrift 3302 macht Maxens Thätigkeit nicht gleich von vornherein überflüssig, dass seine Begleiter sich in Gefahr begeben. Sehr charakteristisch für die Art der Berichterstattung des Teuerdank ist das Abenteuer Maxens mit seinem Sohne Philipp auf der Eberjagd in den Niederlanden, 3302, fol. 14a ff. Da heisst es, dass der Vater „aliqualiter timuit" vor der Wut des Ebers. Einen solchen Augenblick der Schwäche seines Helden giebt der Teuerdank nimmermehr zu. In 41 des Teuerdank ist stillschweigend der Gefährte, der den Löwenanteil an dem glücklichen Ausgang hat, beseitigt. Codex 3302, eine Handschrift, in der eben Maxens aufrichtige, treuherzige Erzählungsweise noch nicht so sehr durch Bearbeitung entstellt ist, verfährt da viel objektiver, man vergleiche fol. 15a, 15b: Max verfolgt mit einem Gefährten zusammen einen Eber. Er verwundet ihn durch einen Schuss, worauf die Bestie sich gegen ihn wendet, sein Pferd niederwirft und Max das Schwert aus der Hand stösst. Wehrlos liegt der teuerliche Mann am Boden, da rettet ihn sein Gefährte dadurch, dass er auf den Eber eindringt. Max gewinnt Zeit, sich zu erheben und tötet das Untier.

Dieses Bestreben, Maxens Umgebung zu dessen Gunsten zurückzudrängen, hat sich noch bis zur Drucklegung des Buches geltend gemacht. Der Druck hat Abenteuer, in denen der Held keine integrierende Rolle spielte, wie das Wundererkapitel unterdrückt. Die Bärenjagd, Kapitel 28 des Cod. 2867 ist schon in 2806 gefallen.

Max glaubte, den Teuerdank dadurch, dass er ihm ein poetisches Gewand anzog, auf eine höhere Stufe zu stellen. Überhaupt hat er auf die Form Wert gelegt. Vgl. den Vorbericht zum Weisskunig, Schultz S. 1, Zeile 6 ff.: ..... diz puech ist nun allain ain materi ...... dann ain gestalt, die ime ..... Maximilian ...... furberait hat, daraus mit lieblicher wolsprechung der teutschen (fol. 5b) sprach .... ain volkumenlich werk zu machen ....“ (Treitzsaurwein.) Aber die geringe Gewandtheit seiner Gehilfen im sprachlichen und namentlich im poetischen Ausdruck hat das Gegenteil bewirkt. Die Klarheit der Darstellung und die Anschaulichkeit der Schilderung haben unter dem Reimzwang gelitten; eine Unzahl von Flickversen entstellt die Erzählung. Seine lateinische Prosa ist trotz ihrer Barbarismen weit lebendiger und anziehender. Der Weisskunig, der — ganz abgesehen von der schablonisierenden Bearbeitung — schon an der Abgeblasstheit der Erinnerung leidet, zeigt doch bisweilen Kraft und gesunden Humor. — Man vergleiche Kap. 38 mit der Parallelschilderung in 3302, fol. 12b ff.: Max fällt über sein Schwert, das sich im Fallen aufgerichtet hat. Im Teuerdank ermannt er sich da und braucht seine Kraft; in 3302 entgeht er „pedibus antetectis“ der Verwundung. Im Teuerdank wartet der Eber, bis sich der Held erhoben hat; 3302 motiviert diese Unthätigkeit der Bestie: sie ist durch den Fall des Helden erschreckt. Man stelle weiter die beiden Fassungen der in 19 geschilderten Eberjagd einander gegenüber. (3302, fol. 13b ff.) Wie unwahrscheinlich ist da alles im Teuerdank! Der Eber flieht, als er vernimmt, „Das verhanden wer der Tewr Held.“ Der Gebrauch des kurzen Schwerts wird motiviert; nicht thörichte Ruhmsucht giebt es Max in die Hand; er kommt auf die einfachste Weise von der Welt dazu: er wollte an jenem Tag blos Hasen jagen; ganz zufällig kommt er zum Schauplatz der Saujagd.

In entsprechender Weise sind die Kriegsabenteuer umgestaltet worden. Der Anteil von Maxens Umgebung wird oft zurückgedrängt; Episoden aus Schlachten werden als

Einzelkämpfe dargestellt, vgl. die Clavis zu 85, 92. Ritterspiele werden als arglistige Anschläge des Feindes auf das Leben Maxens gebrandmarkt, vgl. 77, sowie die Kämpfe an Ehrenreichs Hof.

Die Zeit der Handlung des Teuerdank.

Die Handlung des Neidelhart spielt sich innerhalb eines Zeitraums von einem Jahre ab. Vgl. 2889, fol. 34b:

„Wir wegeren zu vernemen von eich
Wie unns ietzmall in Jares frist
Meniger gefangen zue kumen ist.“

Siehe auch 96.15:

„Von wem vnns in der Jaers frist
So mancher gefanngner geschickt ist......“

Die beiden übrigen Handschriften, wie auch der ihnen entsprechende Teil des Drucks enthalten keine Andeutungen in dieser Hinsicht, aber namentlich Unfalo beansprucht mindestens dieselbe Dauer.

Sechstes Kapitel.

DER ANTEIL DES KAISERS AM TEUERDANK.

Das erste Erzeugnis der schriftstellerischen Thätigkeit Kaiser Maximilians ist seine Autobiographie. Sie ist des Fürsten ureigenstes Werk; sie ist von der Entstellung durch Überarbeitung frei geblieben und deshalb der Massstab, nach dem wir die übrigen Werke auf seinen Anteil hin prüfen müssen.

Die Autobiographie, die Vorbereitung des Weisskunigs, enthält zugleich schon Keime der beiden anderen grossen Werke des Kaisers, des Teuerdank und des Freidal. Der Letztere kündigt sich an auf den Blättern 16b bis 20a des Codex 3302 (vgl. S. 27, 28, 29 der Abhandlung), wie in kurzen Andeutungen der Bruchstücke in den Maximiliana. Das Schema für die Höfe des Freidal — Ritterspiele vor den Frauen und daran schliessend Mummereien — finden wir auf fol. 32a der Bruchstücke, W.-K. (Schultz) S. 432, Zeile 23—29. Deutlicher wird der Teuerdank vorbereitet. Vgl. S. 37 ff. der Abhandlung. Den mystischen Grundzug teilt der Teuerdank mit der Autobiographie; die kleinen Erzählungen von seinen Gefahren und seiner wunderbaren Rettung, wie die Jagdstücke des Codex 3302, fol. 8a ff., können als Archetyp der Teuerdankabenteuer gelten.

Der Teuerdank und der Freidal mögen ziemlich um dieselbe Zeit in Angriff genommen worden sein. Eine Gedenkbuchnotiz fol. 1 eines Codex ms. der k. k. kunsth. Sammlg. (Nr. 6561 der Sammlungen) nennt sie schon zusammen: „freidhart Comedi vnd anfanng mit den alten greÿsen Erwalter Theurdanck Tragedi[1])". Codex 3302, fol. 8—20a schildert zuerst Jagdabenteuer, dann erst wendet er sich zu den Ritterspielen; die Bemerkung des Gedenkbuchs (1505—1508) giebt die umgekehrte Reihenfolge. Aus der Fassung der Notiz schliesst Laschitzer, dass der Teuerdank wohl als Fortsetzung des Freidal geplant gewesen sei. (S. 9 s. Einleitung.) Diese Vermutung wird bestätigt durch das Schlusswort des Freidal (Leitner S. XXXVI), wo es heisst:

„Doch wie dem, der jungling fůr dahin vnd hat nachmalen (vonwegen der sloss, stet, land vnd leut, die er fur sich selbs auch durch disen heyrat gewonnen, vil vnd menigerlay widerwertigkait vberkomen, darumb er auch die zeit seins lebens) [das in der Klammer Stehende von dem Kaiser durchgestrichen.] mit feuer vnd eysen vnd allen mänlichen krefften seine veind ze demmen vnderstanden, ye kain rue gehabt vnd noch nit hat, dauon noch vil zu schreiben vmb kurtz willen vnderlassen. Aber was selzamer vnd mercklicher // (fol. 83°) zufåll in- vnd ausserhalb seins wesens im von jugent auf begegnet seyen, oder wie er vor vil vnfall, der im zu mermalen gar nach was, bisher von got so genedigclich behutt vnd genesen sye, bin ich willen in nachuolgenden buech durch schrift vnd figuren auf das allerteutlichist darzuthun vnd wil damitt diss edel buech von dem wunsamen vnd rumreichen Freydalb in namen gottes geendet haben vnd mich hinfur auf das ander buech von seinen thaten vnd wunderbaren (zu)uallen s c h r e i b e n v n d d e s p u e c h j c h n e n n e n w u r d t d e n T e u r d a n c k.

[Das in der Klammer Stehende von dem Kaiser durchgestrichen. Das gesperrt Gedruckte: Eigenhändige Correctur des Kaisers für früheres: wenden vnd keren. Dann do er von seinem vatter // (fol. 84) schied zu seiner heyrat, wolt er hinfur nit mer Freydalb genennt sein, darumb im sein herolld ainen andern namen geben vnd hat in gehaissen Teurdanckh, wie hernachuolgt."]

In der Ehrenpforte stehen die Jagdabenteuer unter dem Zeichen des Glücksrades, Teuerdank steht im Vordergrund,

[1]) Vgl. auch Laschitzer S. 9.

in seinen erhobenen Händen hält er das Glücksrad; Wild umgiebt ihn. Diese Darstellung scheint nahezulegen, dass der Teuerdank ursprünglich eine Sammlung von Jagdabenteuern war. Die Ritterspiele und Mummereien wären dann dem Freidal vorbehalten gewesen, während dem Weisskunig die Grossthaten im ernsten Streit zugekommen wären.

Den „alten greÿsen Erwalter" der Gedenkbuchnotiz möchte ich auf Ruhmreich deuten. Trifft diese Vermutung zu, so wäre das Werk damals (1505—1508) in seinen ersten Anfängen gewesen.

Über den Umfang der Arbeit, der den Gehilfen des Kaisers zuerteilt werden muss, über Maxens eigenen Anteil an ihrer Ausführung, gehen die Urteile auseinander. Was den Teuerdank anlangt, so ist der erste Herausgeber desselben, Karl Haltaus, der Ansicht (vgl. Seite 34 s. Einltg.), dass „die Erfindung und erste Ausführung des ganzen Gedichtes dem Maximilian zuzuschreiben (sei), Überarbeitung und oft auch weitere Ausführung dem Pfinzing". Simon Laschitzer, der die facsimilierte Prachtausgabe des Buches besorgt hat, kommt auf Grund seiner eingehenden Untersuchungen zu einem wesentlich anderen Resultat. S. 68 fasst er zusammen: „Der Kaiser Maximilian I. selbst war der Hauptredacteur des Gedichtes. Er selbst gab den Inhalt der einzelnen Capitel an, und zwar nicht blos jener, in welchen seine verschiedenen Abenteuer erzählt werden, sondern auch jener, welche das Gedicht nur didaktisch und mystisch ausschmücken. Die diesbezüglichen Entwürfe zeichnete er entweder selbst auf oder dictirte sie seinen Secretären in die Feder. Ohne seine Zustimmung ist gewiss kein Vers des Gedichtes und keine Illustration zum Drucke befördert worden. Schliesslich war es er selbst auch, der die Reihenfolge der einzelnen Capitel bestimmte. Kurz, auf Kaiser Maximilian I. geht sowohl die Idee als auch der ganze Plan und die Anordnung des Gedichtes nicht blos im Grossen und Ganzen, sondern auch in allen Details zurück.

Dass der Kaiser selbst aber auch an der textlichen Ausführung durch Versificirung des einen oder anderen Capitels einen persönlichen Antheil hätte, ist durch nichts zu erweisen. Dafür liegt nicht der geringste Anhaltspunkt vor. Die textliche Ausarbeitung, die Versificirung des Gedichtes, war vielmehr Sache der Mitarbeiter an den verschiedenen Werken des Kaisers, deren Anzahl keine geringe gewesen zu sein scheint. Ihnen kam es zu, seine Ideen und Pläne in das richtige textliche Gewand zu kleiden, sie hatten die Versificirung seiner Prosaentwürfe, seiner Dictate und mündlichen Angaben auszuführen. Ihre Arbeiten legten sie dann dem Kaiser wieder vor, über die er nun allein oder in Gemeinschaft mit seinen anderen gelehrten Mitarbeitern, namentlich auch mit Stabius, seine Beschlüsse fasste, sie acceptirte und corrigirte oder verwarf". Laschitzer geht sodann auf die drei Redaktionen und deren Urheber ein. Auf Siegmund von Dietrichstein, den Redaktor von 1512, „Verfasser und wirklichen Ausarbeiter einer gewissen Redaction der Texte"; auf Treitzsaurwein, dem er nur geringe Veränderungen zuspricht, und schliesslich auf Pfintzing, dem eine „ähnliche, vielleicht etwas weitergehende Thätigkeit" zugewiesen werden müsse. Dieses sein Ergebnis stützt Laschitzer vornehmlich auf die fünf Codices 2867, 2806, 2889, 2833, 2834, auf einige urkundliche Nachrichten, die er abdruckt und namentlich auf den wichtigen Brief des Kaisers an Dietrichstein. Max schreibt dort (vgl. Leitners Abdruck, Freidal S. X):

„Maximilian von Gottes Genaden Romischer Kaiser etc."

Getreuer lieber. Wier haben dein Schreiben an Vnss geton, vernomben; vnnd tragen ob deinem Zug sonder vnd gnediges gefallen.

Haben auch den Vnfall empfangen, vnd übersehen; lassen Vnnss den auch wolgefallen.

Wollest auch den Neidthart auff das fürderlichist, so sein mag, dannen richten, vnd Vns den zueschickhen, das das gemel darzue alles beraith vnd geschnitten ist; vnd alssbalt der Stabius kombt, des wier all tag gewarttent sein, wöllen wier darin beschliessen, vnd denselben dem Peitinger zueschickhen. Alss dan mag der in 6 tagen darnach vngeferlichen gedruckht vnnd geferttigt werden. Vnd wan der also geferttigt ist, wil Ich dir der ersten Bücher eines zueschickhen.

Wir haben auch angestern vnnsern Stammen gannzt vnd gar aussgemacht vnd beschlossen, vnd denselben auch dem Peutinger zue truckhen zue geschickth, der den auch in 14 tagen vngeuärlich beraith wierth. Von denselben büchlein wir dir auch der ersten ains schickhen wollen.

Stabius hat auch den Triumpfwagen ganz vnd gar zum weg gericht. Aber wier haben den noch nit v̊bersehen.

Der Freydal ist auch wol halb aussgemacht vnnd den maisten tail an solchem allen haben wier zu Cöln gemacht.

Wier haben auch den Weissen Koenig wol zum halben tail geferttigt; aber die Figuren, weil viel darzue gehören, sein noch nit all geschnitten; desgleichen auch die Figuren, so zum Freydal gehören: dan der auch vil sein werden, bey drithalb hunderten allein der Freydal.

Dan als du anzeugst, du woltest den Vnfal noch weider extendirn, mit mehrern wortten erlengern; füegen Wier dir zu wissen, das solches diser Zeit ohn noth ist; dan die Figuren alzeit guett sein. So mögen wir solches mit der Zeit, wan wier nimer Krieg haben, wol thun. Vnser mainung ist auch, das du die truhen mit vnssern vnd deinen büchern zum Finkenstain in dem Schloss bis auff vnsern beschaidt stehen lassest, das man vnss die geb. u. s. w.

Geben zu Niderwessl, am 14. tag Octob. anno 12.
vnnsers Reichs im 27 Jahr

Maximilianus

Com̄. Dm̄. Imp. mp.[1])

---

[1]) Nicht minder bezeichnend für die Entschiedenheit, mit der Max die Ausführung seiner Intentionen überwachte, ist eine Weisung an Stabius, die den Triumph betrifft. Vgl. Jahrbuch I, S. LXX (aus dem Jahre 1517), Nr. 434:

„Nachdem wir dir kurzlich hievor von hinnen aus in der eil etlich emendaciones oder correcturen copeiweis zugeschigkht, haben wir mitlerzeit dieselben noch mer corrigirt und verendert, wie du sehen wirdest, die wir dir auch hiemit zusenden. Und emphelhen dir mit ernst, das du dich an die vorigen schriften, die wir dir nechst von Lintz aus zuegeschigkt haben, nit kerest sonder diser

Laschitzers Ansicht über Treitzsaurweins Anteil muss man durchaus zustimmen. Der „Marx“ hat kaum viel mehr gethan, als die ihm übergebenen Abenteuer mit „schrifft vnd gemäl in ordnung gestelt“. Er hat die etwas ungleichen Verse in ihrer Füllung gleichmässiger gemacht und den einzelnen Erzählungen die zugehörigen Holzschnitte beigeordnet. Nicht einmal soviel Mühe hat er auf seine Arbeit verwandt, dass er durchgehends da, wo Veränderungen neue Reime notwendig machten, diese einführte. Offenbar ist ihm das Dichten nicht leicht geworden, wie er überhaupt solchen Arbeiten keineswegs gewachsen war. Vgl. einen Brief, den Peutinger und ein Ungenannter (Schultz vermutet Stabius) an den Kaiser gerichtet haben, Schultz S. XXIV, aus Cod. man. 2834 d. w. Hofbibliothek, fol. 155a): „... Und mögen demnach Eur kay. Mt. on erfordrung des Marxen dieselben zway puecher allain fur sich nemen .... bedeucht doctor Peutinger und mich der richtigist weeg (fol. 155b) zu sein ...“[1])

Aber auch Dietrichstein ist in seiner Recension von 1512 kaum radikaler gewesen als Treitzsaurwein. Seine Thätigkeit hat sich wohl auf wenig mehr erstreckt als die Einordnung der Gemälde, Niederlegung des ihm vorliegenden Textes in einer guten Handschrift, kleine stilistische Änderungen desselben. Dietrichstein wagte ohne ausdrückliche Ermächtigung seines Herrn gar keine grösseren Umgestaltungen vorzunehmen. Das geht ganz deutlich aus Maxens Antwort hervor: „Dan als du anzeugst, du woltest den Vnfal noch weider extendirn, mit mehrern wortten erlengern; füegen Wier dir zu wissen, das solches diser Zeit ohn noth ist; dan die Figuren alzeit guett sein“[2]). Dietrichstein fragt an, der Kaiser

---

unser emendacion und stellung mit vleis nachkomest und den triumphwagen darnach ordinirest und dannen richtest. Ob du aber in solhem noch ainichen mangel oder irrung zu haben vermainest, uns dieselben furderlich widerumb zueschreibest und anzaigest. So wȯllen wir dir darauf unser meinung weiter zu erkennen geben, damit du dich aigentlich darein zu richten wissest ...“ (Maximiliana fasc. 30.)

[1]) Es handelt sich um den Weisskunig.

[2]) Vgl. S. 166.

weist seinen Vorschlag zurück; offenbar, weil er an der Bearbeitung teilnehmen wollte; wir, sagt er, können das später besorgen. Aber auch der Anfang des Briefes bestätigt diese Auffassung vom Wesen der Dietrichstein'schen Redaktion. „Wollest auch den Neidthart auff das fürderlichist, so sein mag, dannen richten, vnd Vns den zueschickhen, das das gemel darzue alles beraith vnd geschnitten ist . . .“ Dietrichstein soll den Neidelhart mit „schrifft vnd gemäl in ordnung“ stellen, er soll namentlich dafür sorgen, dass Probeholzschnitte von den Stöcken dem Texte beigelegt werden.

Eben dieser Dietrichstein, vermutet Laschitzer, möge der Verfasser der Handschrift 2889 gewesen sein, in diesem Codex sich ein Teil seiner Redaktion erhalten haben. Es finden sich nämlich am Ende des Manuskripts die Verse:

„Wie wol es niemant wissen hat
Wie es ietz vmb den helden stat
Vnd wie es hie zu diser frist
Dem frumen helden gangen ist
Das las ich yetzundt stan
Aber wo es kumbt furan
Das ich seiner getatten mer erfar
So will ichs machen offenbar
Als es sich dan gezymbt
Vnd als vill ir angezaiget sindt
Die sein also weschechen
Ains tails hab ich gesechen
Die ander erfragt recht
Dan ich des teurdannck knecht
fol. 54a. Lannge zeit gewesen pin
Vnd auch noch furanhin
Als lanng vnd ich thue leben . . . .“

Es ist dies das einzige Mal in den Codices, dass der Verfasser hervortritt. Er, der, wie Laschitzer aus seinem Epilog schliesst, ein Mann aus des Kaisers nächster Umgebung gewesen sein muss, will des Helden Thaten zum teil gesehen, zum teil erfragt haben. Die Formel, in die er seine Zeugenschaft kleidet, stimmt in ganz auffallender Weise zu einer Bekräftigung eines anderen treuen Dieners des Kaisers aus dessen Jugendzeit, Oliviers de la Marche. Dieser sagt Mem. T. III S. 309: „Et ainsi j'ay recité en brief les grans choses que'le Roy a faictes, dont les unes j'ay veu, et les aultres sont venuz à ma congnoissance". Olivier hatte wacker für seinen Herrn gekämpft, er zollt dessen Tapferkeit die höchste Anerkennung; aber er erwähnt mit keinem Wort etwaige Grossthaten desselben. Sicherlich hätte er aber jene Anspielung auf seine Eigenschaft als Augenzeuge mit weit mehr Recht machen können als Dietrichstein, da die von den Codices erzählten Ereignisse doch zum grössten Teil wenigstens der Jugendzeit des Kaisers zugewiesen werden müssen. Weder Dietrichstein noch einer der Anderen, die der Mitarbeiterschaft verdächtig erscheinen, konnten viel von ihnen wissen. Und später, als der römische König von seinem Vater ermahnt worden war, den Vlaamen fürderhin nicht zu trauen, nach seiner Rückkehr ins Reich, pflegte er sein Leben nicht mehr so leichtsinnig aufs Spiel zu setzen. Im Grunde, mir scheint die Formel des Bearbeiters von 2889 blos eine Redensart zu sein, die man anzuwenden pflegte, „quo maiorem auctoritatem haberet oratio".

Auch im Druck pflegt der Bearbeiter bisweilen seine Augenzeugenschaft hervorzuheben. So in Kap. 18, Vers 76 ff.:

„Was Er weyter zůgericht hat
Herren Tewrdannck, dem iungen man,
Wie Ichs zům tail gesehen han."

Vgl. auch Kap. 19, Vers 80 ff. (vor 1501):

„Fürwittig der hets gericht an,
Der nit het dürffen beleiben
Mit eim spiess. darumb Ichs hab schreiben
Müessen zů annder geferlicheit,
Die Fürwittig hat zůbereyt."

Nur einmal stellt sich der Bearbeiter direkt als Augenzeuge hin. Vgl. Kap. 62.38—44:

„Dann vnnder seim fůss waich der miess
Vnnd hafftet auf dem harten stein
An den eysen ein zünckh allein.
Wo derselb auch zerbrochen wer,
So het Er müessen fallen mer
Dann hundert klaffteren hinab
Zů todt, wie Ichs gesehen hab."

Oder hat der Berichterstatter blos den Standort des grossen Waidmanns im Auge, den man ihm nachträglich gezeigt hat? Die Codices kennen 62 nicht. Mehr noch tritt der Verfasser in 90, Vers 170 ff. aus seiner Zurückhaltung heraus:

„Tewrdannck der Held behielt die schlacht,
Daruon in einem bůch Ich mer
Will schreiben vnnd khum wider her.“

Dieses Buch ist natürlich der Weisskunig. An der Bearbeitung dieses Werkes ist sowohl Treitzsaurwein[1]) als Pfintzing neben Anderen, wie Peutinger, Kaspar Herbst, wie dem Kammermeister[2]), beteiligt.

In langen moralisierenden Ausführungen tritt uns der Berichterstatter nochmals zu guterletzt im Schlusskapitel, 118 des Teuerdank entgegen. Er nennt dort den Teuerdank geradezu sein Werk:

„.... wie Ich hab erzelt
Hieuor in diser meiner schrifft“,

und verheisst weiterhin, 71 ff.:

„Was dann weiter dem Helden wirt
Fürfallen, vnnd mich daran nit irrt
Kranncklheit, vnnd das Ich sol beleiben
In leben, will Ichs auch beschreiben
Zů nutz vnd leer gar manchem Man,
....“

Offenbar ist es Melchior Pfintzing, der sich hier vorstellt. Denn dieser spricht in seinem Vorwort zur Clavis (S. 183 bei Haltaus) ganz unbefangen vom Teuerdank als seinem Buch: „die .... geferlichaiten dem Edlen. vnd berůmbten Fürsten Tewrdannck zů gestanden hieuor durch mein půch erzelt .... denen bemelt mein puch fürkomē ..... in bemeltem meinem puch ....“

Pfintzing war bei Max sehr wohlgelitten und scheint nicht unbegabt gewesen zu sein. Am 5. Februar 1518 schrieb Max an Pirkheimer unter Anderem: .... „Indicauit insuper nobis consiliarius noster Melchior Pfintzingius, Praepositus, se nouum currum, pro nostra et curribus prioribus longe dissimilem, inuenisse. Quapropter summo seueritatis studio

---

[1]) Vgl. S. 167.

[2]) Schultz S. XIII; vgl. auch S. 515, 516 vermutet Jakob Villinger.

abs te petimus, vt praeconcepti, istiusmodi tui currus, prototypon praedicto nostro consiliario ac praeposito indesinenter tramittas [1])".

Pfintzing war, wie erwähnt, an der Bearbeitung des Weisskunigs beteiligt. Über die Art seiner Arbeit sind wir in diesem Falle gut unterrichtet, nämlich durch eine Anweisung des Kaisers selbst. Vgl. Weisskunig, Schultz S. 458, zu S. 123: „Ein in Handschrift zu E (Codex ms. 2832 der Hofbibliothek), fol. 10a hier eingehefteter Zettel von des Kaisers Hand lautet: Nota: der brobst sol das capitel gegen des, daz herr Caspar Herbst mit seiner hand geschriben hat, gegen ainander ibersehen und das pest aus in beyden ziehen, doch auf das kürzist stellen". Wir sehen, seine Arbeit beschränkte sich lediglich auf stilistische Besserung der Diktate des Kaisers sowie Auswahl und Redaktion solcher Aufzeichnungen, die in zwiefacher Fassung vorlagen.

Nicht anders war es mit seiner, wie der Anderen Mitarbeit am Teuerdank bestellt; wenn der Eine oder Andere, wie Stabius grösseren Einfluss auf das Werk gehabt hat, so ist das nur im Zusammenwirken mit dem Kaiser geschehen, namentlich auch die poetische Gestaltung des Teuerdank hat sich auf diesem Wege vollzogen [2]). Denn nicht nur die Erfindung, sondern auch den Grundstock der Versification möchte ich ihm zuschreiben; an ihrer Glättung ist er ebenfalls beteiligt. Es geht dieses ganz evident hervor aus dem Berichte Cuspinians. Wenn irgend ein Zeitgenosse über diese Dinge unterrichtet sein konnte, so war er es. Nicht allein sein vertrautes Verhältnis zum Kaiser, sondern namentlich auch seine Freundschaft mit Stabius befähigten ihn dazu. Auf Stabius' Veranlassung hat er seinem Werk die vita Maximiliani beigefügt. Sie enthält die wertvollsten Angaben

---

[1]) Pirckheimeri opera, S. 176.

[2]) Wie die Übertragung aus einer ganz ausführlich fertig gestellten Prosavorlage erfolgte, lässt sich am Freidal ersehen. Dass die Höfe des Freidal unmittelbar auf Diktate oder Aufzeichnungen Maxens zurückgehen, geht hervor aus der oft humoristischen, ganz individuellen Charakterisierung der einzelnen Damen und Ritter, mit denen der Kaiser zu thun gehabt hatte.

über des Kaisers Schriftstellerei. „Eadem manu“ berichtet er, „qua ensem tractavit“, schrieb Max den Weisskunig (S. 484 de Caesaribus), er spricht von der Ehrenpforte, die sein Freund Stabius redigierte, er spricht vom Stammbaum, er lässt Mennel, Suntheim, Peutinger, Naucler Gerechtigkeit widerfahren. Aber von einem Helfer beim Teuerdank sagt er kein Wort. Ich sehe nicht ein, warum er gerade zum Nachteil Pfintzings oder eines Anderen eine Ausnahme machen sollte. Er sagt, wie Haltaus[1]) mit Recht betont, „poetice opus de diversis suis periculis edidit“, er verfasste den Teuerdank. Er hat also den Anteil der Gehilfen als nicht der Rede wert angeschlagen. Wie käme überdies Spiessheimer zu dem Urteil, dass Max „ad poeticam tamen natus“ gewesen sei, wenn auch nicht ein einziger Vers in seinem Gedicht von ihm stammte? Dass uns von seinen Entwürfen nichts erhalten ist als das Blatt des Codex 3304, hat seinen Grund darin, dass Max mit Zetteln zu arbeiten pflegte, die natürlich, als sie ihren Zweck erfüllt hatten, in grosser Gefahr waren unterzugehen. Das zeigt uns eine Notiz des geh. Jagdbuchs S. 36, 38 bei Karajan:

„Die ka. Mt. soll das puech mit den Wunderbaerlichen Waidgeschichten anfahen / so all barhafftig beschehen sein / vnd die angefangen Zedll herfur suechen“.

Nicht minder zwingende Gründe für den integrierenden Anteil des Kaisers bei der Versification liefert der Text des Drucks wie der Handschriften selbst. Der Teuerdank ist ein eminent politisches Buch. So wie er dort sein Lebenswerk darstellt — als einen Kampf mit der bösen Welt um menschliche und göttliche Ehre, die ihm trotz der Ungunst der Gestirne durch Gottes gnädigen Beistand zuteil wird — so sollte die Nachwelt es auch auffassen. Aus dieser Tendenz macht die Clavis gar keinen Hehl. Deutlicher als im Druck, der Manches gemildert und beseitigt hat, tritt dieser Grundzug in den Handschriften hervor. Maxens Feinde sind auch die Feinde der Königin der Ehren; der König von Frankreich,

---

[1]) S. 17; vgl. die Stelle bei Cuspinian, S. 56 der Abhandlung.

der auch in der Ehrenpforte seinen Hieb bekommt[1]), wird in der vom Druck unterdrückten Wundererepisode gebrandmarkt. Die Anspielungen gehn in den einzelnen Kapiteln sehr in's Einzelne. Der Weisskunig erzählt, dass Ludwig XI. Maria gegen Max einzunehmen suchte durch die Verleumdung, der junge Fürst sei ungestalt[2]). Im Teuerdank finden wir bisweilen den Hinweis, dass Unfalo Maxens Gesicht zu entstellen gesucht habe, damit die Königin kein Gefallen an ihm finden könne. Vgl. Codex 2806 fol. 43a:

„der vnfallo het vermainet das
das armprust solt den Jungen Man
sein schon angesicht gantz verderbt han
damit wann Er zu der Jungen kunigin kem
das sy gross missfalen ab Jme nem.“ (fol. 43b.)

Vgl. Kap. 30 des Drucks 50 ff. sowie 2806 Kap. 41. fol. 41b:

„wie Er an seinem antlitz geletzt wer ser
dardurch die kunigin kain begier mer
nach dem Tewren Man het getragen
vnnd hiet Ine ganntz lassen faren.“

Wie Max im Freidal klagt, dass er unter Missgunst leiden müsse (S. XVIII „Der ander houe.“), so hat er auch an Ehrenreichs Hof Anfeindung zu erdulden: 2889. fol. 46b:

„Sy sagten zwar wan das nit wer
Das ir wert kurtzlich kumen her
Wir mainten man wer euch veindt.“

---

[1]) Beschreibung der porta honoris von Stabius, S. 177 der opera Pirckheimeri:

„Conspicitur etiam in tabernaculo, supra titulum, Mysterium Hieroglyphicum a Rege Osyride exortum, quod hunc in sequentem sensum explicatur, vtpote: Maximilianus pientissimus, magnanimus, potens, fortis & prouidus princeps, dominus perpetui aeterni & suauissimi odoris, ex auita familia orundus, omnibus Naturae donis ornatus, Artibus liberalibus & praeclara doctrina sufficienter instructus, Romanus Imperator, Dominus magnae partis orbis terrarum, forti manu, summa prudentia & cum praeclarissima victoria subegit potentissimum hoc in loco nominatum Regem, quod tamen omnibus hominibus factu videbatur impossibile, quo sese ab insidiis dicti hostis prudentissime vindicauit & tutatus est.“ Herrn Dr. Gottlieb verdanke ich den Hinweis auf diese Stelle. [2]) W. K. S. 123. 30 ff.

Solche Anspielungen sind ohne die persönliche Teilnahme des Kaisers unmöglich. Ebenso unmöglich, wie einem Bearbeiter jenes Stils die Übertragung der Eigenschaften, der Kampfmethode der Gegner des Kaisers aus einer Prosavorlage in die poetische Form war. Man denke an die Kampfesscenen des Codex 2889 in ihrer lebendigen, individuellen Schilderung. Mir erscheint es auch sehr unwahrscheinlich, dass ein Bearbeiter die oft äusserst genaue Schilderung der Jagdschauplätze so zu wahren verstanden hätte. Auch die sehr persönlich gehaltenen Kapitel der Einkleidung würden ein ganz anderes Aussehen bekommen haben.

Nach Maxens Tode lag kein Grund mehr vor, den wahren Verfasser geheim zu halten. Siehe die bei Leitner, Freidal S. III abgedruckte Verfügung König Ferdinands vom Jahre 1526: „Als kayser Maximilian das puech Teuerdannckh in seinem leben aufgericht, vnnd der ain anzall truckhen hat lassen, in der maynung, die nach seinem absterben auszutayllen, vund derselben puecher Sechs truchen voll hie zu Augspurg sein . . .“

Es kommt somit Haltaus Ansicht dem Sachverhalt näher als die Laschitzers. Haltaus hat den Brief an Dietrichstein nicht ausgebeutet, sicherlich deshalb, weil er in ihm keinen Widerspruch mit seiner Anschauung von der Entstehung des Teuerdank fand. Max verschmähte es zu seinen Lebzeiten öffentlich als Dichter hervorzutreten („palam [quia male in pueritia institutus] poeticam aspernaretur“[1]). Wie Max in der Autobiographie in der dritten Person spricht, wie er sich selbst vorführt, als ob er selbst unbeteiligter Augenzeuge und Beobachter seiner eigenen Gefahr gewesen wäre, so beschreibt er im Teuerdank in der Verkleidung eines seiner Sekretäre, Melchior Pfintzings, die gefährlichen Augenblicke seines thatenreichen Lebens.

---

[1]) Vgl. S. 56 der Abhandlung.

Berichtigungen und Nachträge.

S. 8 fehlt hinter Mirandula das Komma.

S. 23 lies fol. 8b des Cod. ms. 3302 „ad altitudinem aeris" statt „ad altitudinem maris".

S. 32 Hr. Dr. Fritzsche machte mich darauf aufmerksam, dass der Cod. ms. 352a der Giessener Universitätsbibliothek eine vita Maximiliani enthalte. Die Handschrift, die aus dem 17. Jhd. stammt, trägt den Titel: „Varia historica ad res gestas Frid. III et Maximil. spect." Blatt 1—51 stellt eine stilistische Bearbeitung der lateinischen Autobiographie dar, die mit denselben Sätzen beginnt und schliesst wie Cod. 3302: „Quando Fridericus III . . ." und „. . . . tres ex eis decapitaverunt". Folie 52—81 bringt Guillimanns Anmerkungen; fol. 52 kündigt diese durch die Randnotiz an: „Franc. Guillimanni sunt notae". Im Texte der Handschrift ist uns offenbar Guillimanns Redaktion erhalten; die Abschrift liess wohl Senkenberg für seine Bibliothek anfertigen. Ich behalte mir vor, auf diese Dinge, wie auf die Autobiographie überhaupt, zurückzukommen.

In dem Cliché S. 52 sind in dem mittelsten Dreieck rechts vom Leser die Korrekturzeichen + _ ‾ stehen geblieben.

S. 58 lies in der vierzehnten Zeile von oben: „Neydelhart" statt „Neydelhar".

S. 64 Anm. 2 lies „1757" statt „1557".

S. 80 muss nach „Kap. 35, 14" (siebente Zeile von unten) statt des Kommas ein Punkt stehen.

S. 105 lies statt „Franck's Bemerkungen" „Franck's Bemerkung".

S. 107 in der zweiten Zeile von unten „bey" statt „bei".

S. 109 lies in der vierten Zeile von unten fol. 74b statt 75a.

S. 112 lies „Anm. 2 bei Busson" statt Ed. pr. S. 246".

MIX
Papier | Fördert gute Waldnutzung
FSC® C083411

Zeitfracht Medien GmbH
Ferdinand-Jühlke-Straße 7
99095 Erfurt, Deutschland
produktsicherheit@kolibri360.de